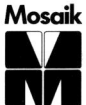

Mosaik

Vivian Weigert

Homöopathie für Schwangere

Natürlich heilen und behandeln
ohne Nebenwirkungen für Mutter und Kind

Schwangerschaft, Geburt, Stillzeit

Mosaik Verlag

Vivian Weigert studierte Homöopathie in jeweils mehrjährigen Lehrgängen bei den besten Homöopathen unserer Zeit – bei George Vithoulkas in Griechenland, Paul Herscu in den USA sowie Misha Norland, Jeremy Sherr u.a. in England. Auch während ihrer zehnjährigen Arbeit in Leitungsteam der Beratungsstelle für »Natürliche Geburt und Elternsein« in München, die sie mitbegründet hat, konnte sie bereits wichtige Erkenntnisse und Erfahrung für dieses Buch sammeln.

Fotonachweis: Bilderberg/Baumgartl: 44, 66; G. Höfer: 12, 26, 55, 51, 71, 97; Jahreszeiten/Willhöft: 93; Lavendelfoto/Spohn: 101; Look/Rüffler: 74, 90; N. Schäfer: 82; T. Stone Bilderwelten/Adamski Peek: 52; -/Darell: 31, 38; -/Ford: 63; -/Scott: 18; -/Wolff: 104; Transglobe/Labat/Jerrican: 7; -/Marka/Proudon: 46

Redaktion: Monika König
Lektorat: Christine Schrödl
Umschlaggestaltung: Martina Eisele
Umschlagfoto: Tony Stone/Julia Heinemann

Der Mosaik Verlag ist ein Unternehmen
der Verlagsgruppe Bertelsmann

© 1997 Mosaik Verlag GmbH, München / 5 4 3 2 1
Satz: Alinea GmbH, München
Druck und Bindung: Seebald Sachsendruck, Plauen
Printed in Germany
ISBN 3-576-10682-0

Inhalt

Einführung

Der Zweck
dieses Buches
ist, werdenden
Eltern, Müttern,
Hebammen und
Geburtshelfern
eine überschau-
bare Auswahl
von homöopa-
thischen Medika-
menten vorzu-
stellen

Schwangere
sollten homöo-
pathische Mittel
nur mit Wissen
und in Abspra-
che mit dem Arzt
oder der Heb-
amme nehmen

Dieser Leitfaden ist dazu gedacht, alle, die sich mit Schwangerschaft und Geburt befassen, rasch und zuverlässig über die Einsatzmöglichkeiten der Homöopathie zu informieren. Die hier ausgewählten und vorgestellten homöopathischen Medikamente stellen eine Grundausstattung dar.

Zu beachten ist, daß auch eine homöopathische Selbstbehandlung ihre Grenzen hat. Vor allem während der Schwangerschaft und nach der Geburt sollte sie nur in Absprache mit den behandelnden Ärzten und/oder der Hebamme durchgeführt werden. Während der Geburt ist es das Beste, wenn homöopathische Mittel von der Hebamme oder Geburtshelferin verabreicht werden, aber mit deren Einvernehmen und Unterstützung kann das in etwas beschränkterem Maße auch der Partner oder die Geburtsbegleiterin in die Hand nehmen.

Bestimmte Beschwerden während der Schwangerschaft – Eisenmangelanämie, Diabetes, Herpes, Blasenentzündungen – sind in diesen Leitfaden nicht aufgenommen worden, weil sie eine tiefgreifende konstitutionelle Therapie bei einer Homöopathin oder einem Homöopathen verlangen. Aber selbst erfahrene Homöopathen mit jahrzehntelanger Praxis betrachten die Geburtshilfe und die Erstbehandlung eines Babys als ihr schwierigstes Aufgabengebiet. In Situationen wie beispielsweise einer Atemdepression bei einem Neugeborenen muß sehr rasch das richtige Mittel gefunden werden, und das erfordert viel Wissen, Können und Erfahrung. Andererseits führen auch gut gewählte Mittel nicht in jedem Fall zum gewünschten Erfolg.

Homöopathische Arzneien sind also keine Allheilmittel. Sie sind jedoch in vielen Situationen, die keine konventionellen medizinischen Eingriffe erfordern, besonders effektiv und sicher und vor allen Dingen frei von Nebenwirkungen. Man muß beispielsweise nicht fürchten, die Nieren zu belasten, wenn man dem Magen hilft, oder umgekehrt.

In der Schwangerschaft, wenn

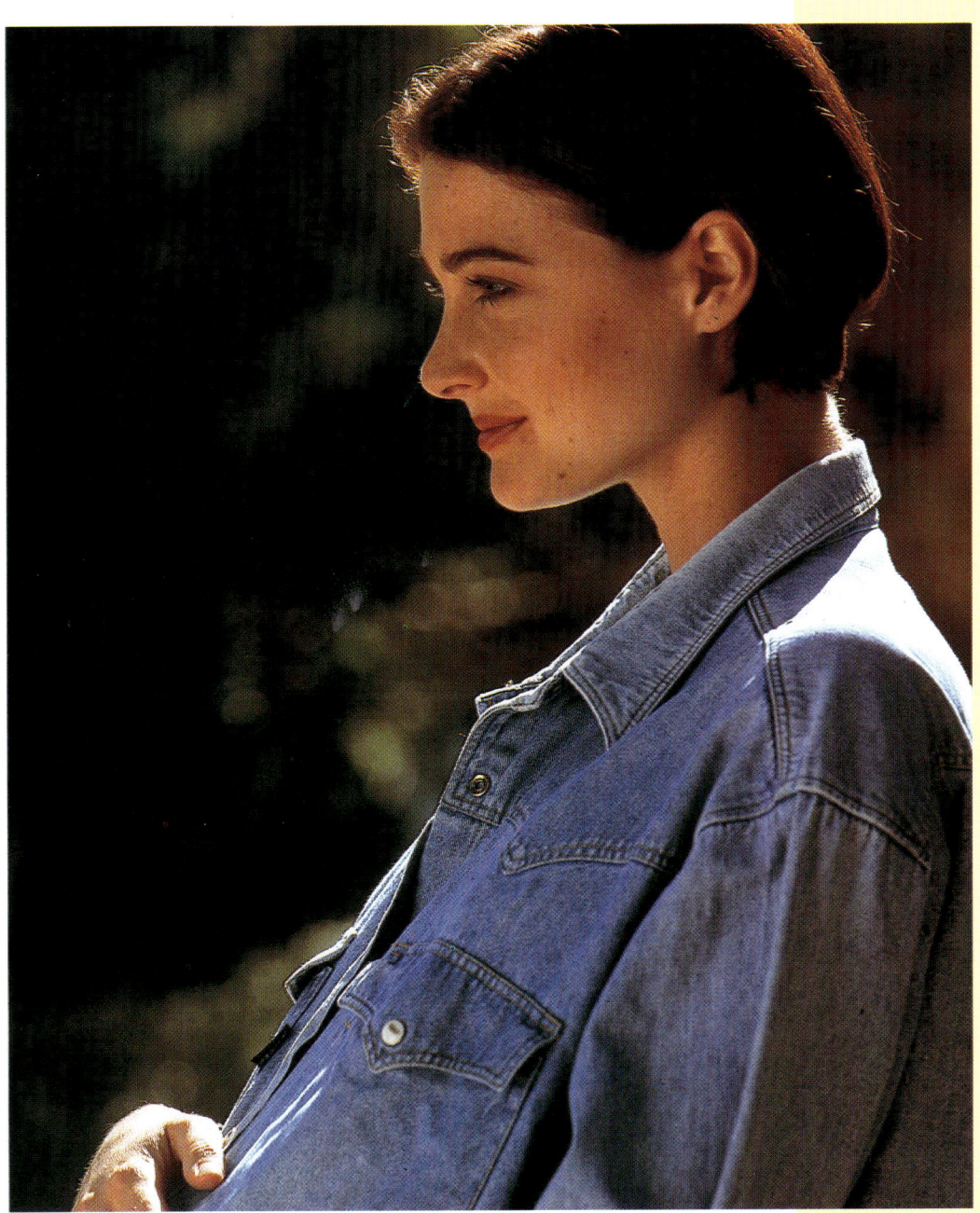

Der Reiz der Homöopathie liegt darin, daß ihre äußerst wirksamen Medikamente vollkommen frei sind von unerwünschten und unkalkulierbaren Nebenwirkungen

eine Frau überlegt, was sie essen und trinken darf, ohne dem Ungeborenen zu schaden, wenn sie die Beipackzettel von Arzneimitteln besonders aufmerksam liest und sich fragt, warum so viele herkömmliche Pharmazeutika jetzt nicht eingenommen werden dürfen, wünscht sie sich für den Notfall Medikamente, die keine Risiken für die gesunde Entwicklung

ihres Babys bergen. Und das gilt erst recht für die Geburt. Immer mehr Frauen, Hebammen, Ärztinnen und Ärzte entdecken vor diesem Hintergrund die Homöopathie als Alternative zur herkömmlichen Medizin. Gerade für die Begleitung der Schwangerschaft, für die Geburtshilfe und die Behandlung des Neugeborenen ist die Homöopathie ideal geeignet.

Die Wirkung und Anwendung
der Homöopathie

I.

So wirkt die Homöopathie

Das grundlegende Prinzip der Homöopathie wurde bereits von Hippokrates erwähnt. Aber erst der deutsche Arzt Samuel Hahnemann hat vor 200 Jahren seine tiefe Bedeutung für die Behandlung von Krankheiten erkannt und durch unvergleichliche persönliche Forschungsarbeit in eine praktikable medizinische Methode umgesetzt. Er gab ihr den Namen Homöopathie, abgeleitet aus den griechischen Worten »homoios« (= ähnlich), und »pathos« (= Leiden). Damit ist schon im Namen das zentrale Wirkungsprinzip ausgedrückt, das lautet: »Ähnliches heilt Ähnliches« (»Similia similibus curentur«). Es beruht auf der Erkenntnis, daß Arzneisubstanzen einen Kranken deshalb heilen, weil sie den gleichen Krankheitszustand beim Gesunden auslösen können.

So besteht die homöopathische Behandlung hauptsächlich darin, die Krankheitssymptome genau zu erforschen und sie dann mit den Symptomen der homöopathischen Arzneimittel zu vergleichen, um das eine Mittel auszuwählen, dessen Symptombild die größte Ähnlichkeit mit den gesamten Symptomen des Kranken aufweist.

In der homöopathischen Behandlung geht es darum, das »Similimum« zu finden – das eine Mittel, dessen Symptombild die größte Ähnlichkeit mit dem des Patienten/der Patientin hat.

Die Potenzierung – aus der Ursubstanz wird ein Medikament

Wenn eine Substanz, die die Kraft hat, Krankheit hervorzurufen, gleichzeitig auch in der Lage ist zu heilen, kann der Schlüssel zu ihrer Heilkraft nur in der Dosierung liegen. Die Idee, die Substanz zu verdünnen, liegt also nahe. Hahnemann hatte aber noch eine andere Idee: Er entwickelte ein Verfahren, das man Potenzierung nennt. Die Arzneisubstanzen werden dabei nicht nur stufenweise immer mehr verdünnt, sondern außerdem auf jeder Verdünnungsstufe rhythmisch mit der Trägersubstanz verschüttelt beziehungsweise bei festen Stoffen im Mörser verrieben.

Durch die Potenzierung ist von der Arzneisubstanz chemisch schon ab der Potenz C9 keine Spur mehr vorhanden. Die höheren Potenzen enthalten nur noch die energetische Schwingung des Arzneistoffes, die den heilenden Impuls direkt an die innerste Lebenskraft des Menschen richtet – dort, wo die krankhafte Störung ihren Ursprung hat.

Das Verfahren der Potenzierung erschließt das tiefste Heilpotential der Arzneisubstanz

Die Potenz, das heißt die Verdünnungsproportion, wird auf dem Fläschchen in Buchstaben und Zahlen angegeben: Ein Mittel in der Potenz D6 zum Beispiel wurde sechsmal in Dezimalstufen, also 1 zu 10, verschüttelt, eine C30-Potenz dreißigmal in Centesimalstufen, also 1 zu 100, und eine LM-Potenz entsprechend oft im Verhältnis 1 zu 50 000. Je höher die Zahl beziehungsweise die Potenz, desto tiefgreifender die Wirkung.

11

Homöopathie ist unschädlich – aber nicht harmlos

Jede einmalige Einnahme wird als eine Gabe bezeichnet. Wenn empfohlen wird, drei Kügelchen in einer Gabe zu nehmen, dann ist das ein sicheres Mindestmaß. Mehr schaden nicht, weniger sind vielleicht nicht genug

Wenn ein kleines Kind, das drei Kügelchen Belladonna gegen sein Fieber nehmen soll, unbeobachtet das ganze Fläschchen leert, braucht die Mutter nichts zu befürchten, obwohl die Belladonnapflanze hochgiftig ist und schon vier ihrer schwarzglänzenden Früchte (Tollkirschen) zum Tod führen können. Durch die hohe Verdünnung und Potenzierung sind homöopathische Mittel frei von Giften und von Nebenwirkungen. Weil das Mittel keinen stofflichen, sondern einen energetischen Impuls gibt, macht es nichts aus, wenn das Kind 3000 Kügelchen auf einmal nimmt statt nur drei.

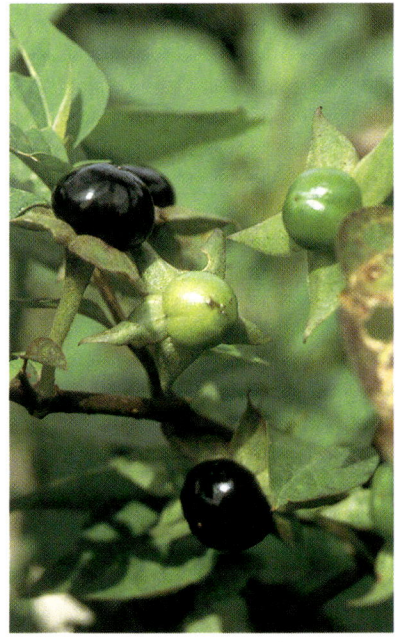

Tollkirsche (Belladonna)

Unschädlich sind die homöopathischen Mittel zum anderen auch deshalb, weil ihre Wirkung auf der Ähnlichkeitsbeziehung der Symptome beruht. Ist das Mittel schlecht gewählt und die Ähnlichkeit nicht da, tritt einfach keine Wirkung ein – auch keine negative.

Vollkommen harmlos sind homöopathische Medikamente dennoch nicht, sonst könnten sie nicht so hoch wirksam sein. Zum einen gibt es die homöopathische Erstverschlimmerung der Symptome – an sich ein gutes Zeichen dafür, daß das richtige Mittel gewählt wurde und der Heilungsprozeß eingeleitet ist. Aber eine falsch gewählte Potenz könnte dazu führen, daß die normalerweise milde und kurze Erstverschlimmerung im individuellen Fall mehr ist, als der Patient verkraften kann. Deshalb dürfen Laien nur niedere Potenzen verwenden. Doch selbst mit denen kann man Unfug treiben: Wird ein unpassendes Mittel, das zunächst keinerlei Wirkung zeigt, über einen längeren Zeitraum eingenommen, kann es die Symptome erzeugen, die es ansonsten heilt. Deshalb nimmt man homöopathische Medikamente nicht vorbeugend, also nicht ohne entsprechende Symptomatik ein. Und deshalb gilt auch die Einnahmeregel, daß ein Mittel, das nach zwei oder drei Gaben keine Wirkung zeigt, abgesetzt werden muß.

Wählt man zum anderen aus Unerfahrenheit heraus ein Mittel, dessen Symptombild zwar nicht vollkommen, aber doch teilweise ähnlich ist, hat es einerseits nicht genug Kraft, um eine Heilung einzuleiten, aber andererseits doch genug Wirkung, um die Krankheitssymptome zu verändern. Und das erschwert die weitere Behandlung unter Umständen sogar sehr. Deshalb kann man nicht wahllos verschiedene Medikamente nehmen in der Hoffnung, dabei mit der Zeit auf das richtige zu stoßen.

Es gibt in der Apotheke eine ganze Reihe von Arzneipräparaten, die zehn, zwanzig oder noch mehr homöopathische Medikamente in niederen Potenzen enthalten und gegen bestimmte Beschwerden, zum Beispiel Menstruationskrämpfe oder Kopfschmerzen, helfen. Diese sogenannten Komplexmittel haben mit Homöopathie nichts zu tun, außer daß sie potenzierte Substanzen enthalten. In der Homöopathie wird immer nur ein einzelnes Mittel verabreicht, und das wiederum zielt nicht auf Menstruationskrämpfe oder Kopfschmerzen an sich ab, sondern auf den individuellen Menschen in seiner körperlich-seelischen Ganzheit. Alles andere ist ein allopathischer Umgang mit potenzierten homöopathischen Mitteln. In der Allopathie, der Schulmedizin, geht es darum, die Symptome zu beseitigen. Im homöopathischen Sinne ist die bloße Beseitigung der Symptome jedoch noch lange keine Heilung. Im Gegenteil: Werden die Symptome unterdrückt, kann das die Heilung sogar behindern und den Gesundheitszustand beeinträchtigen.

Die Erstverschlimmerung zeigt an, daß das richtige Mittel gewählt wurde

Das passende Mittel, das sogenannte Similimum, muß mit der größtmöglichen Sorgfalt gesucht und ausgewählt werden

Die Wahl des richtigen Mittels

In seinem Grundlagenwerk »Organon der Heilkunst« betont Samuel Hahnemann, wie wichtig es ist, die Gesamtheit der Symptome zu beachten

In der Homöopathie geht es in erster Linie um individuelle Symptome. Die Kunst besteht darin, in der Gesamtheit der Symptome das Charakteristische für das auszuwählende Mittel zu erkennen. Ein Beispiel: Viele Menschen haben hohe seelische Ideale, aber das allein bedeutet noch nicht, daß sie das Mittel Ignatia brauchen. Bezeichnend für Ignatia ist eine charakteristische Reaktion auf jede Enttäuschung der hohen Ideale, zum Beispiel in Form von scharfen Krämpfen.

▶ Modalitäten spielen in der Homöopathie eine große Rolle: ob sich der Zustand durch Wärme oder Kälte, Trinken oder Essen usw. verschlimmert oder bessert.

▶ Ebenso ist es ausschlaggebend, die Qualität der Empfindungen zu beachten: ob es sich beispielsweise um brennende, zerrende oder schneidende Schmerzen handelt.

▶ In der Beschreibung der Symptome ist jedes Wort dieses Leitfadens mit der Absicht gewählt, bei der Differenzierung zwischen mehreren Mitteln zu helfen. Der feine Unterschied zwischen »extrem schmerzempfindlich« oder »sehr schmerzempfindlich« ist beabsichtigt und sollte nicht übersehen werden.

▶ Wenn eines der unter einem Mittel aufgezählten Symptome im individuellen Fall nicht vorhanden ist, kann das Mittel trotzdem zutreffen, solange andere Indikationen ausreichend stark darauf hinweisen.

▶ Häufig sind in eckigen Klammern zusätzliche Symptome angegeben, die hier für die Verordnung nicht maßgeblich sind, aber bei der Differenzierung helfen können. Auch andere interessante Fakten zum jeweiligen Mittel sind hier erwähnt.

▶ In sehr akuten lokalen Beschwerden kann das entsprechende homöopathische Mittel auch verabreicht werden, ohne daß seine anderen Leitsymptome vorhanden sind. Zum Beispiel: Silicea kann Splitter aus der Haut entfernen. Für diesen Einsatz brauchen andere Silicea-Symptome nicht vorhanden zu sein. Staphisagria heilt Schnittwunden, auch wenn keine anderen Staphisagria-Symptome hinzukommen.

Potenz und Einnahmeschema

Die niederen Potenzen eignen sich für die Selbstbehandlung unter anderem deshalb am besten, weil ihre Einnahme so oft wie nötig wiederholt werden kann. Generell gilt: Je niedriger die Potenz, desto häufiger die Wiederholung, weil sich die Wirkung rascher verbraucht. Für die in diesem Buch beschriebenen Beschwerden empfehlen sich am meisten die Potenzen C12 und C30.

Wie oft ein Mittel eingenommen werden muß ist genauso sehr von der individuellen Situation abhängig wie die Wahl des Mittels selbst.

Homöopathische Mittel sind vorwiegend als (alkoholhaltige!) Tropfen oder als kleine Milchzuckerkügelchen, sogenannte Globuli, erhältlich. Die Wirkung ist bei beiden Darreichungsformen gleich. Mit »Gabe« ist die Menge bezeichnet, die man jedesmal einnimmt. Normalerweise werden drei bis fünf Globuli oder Tropfen empfohlen, von größeren Tabletten genügt eine.

▶ Ernsthafte, sich rasch verschlechternde Zustände verlangen eine höhere Dosierung, das heißt eine häufigere Wiederholung in der Potenz C30. Bei plötzlichem hohem Fieber muß vielleicht jede volle oder halbe Stunde wiederholt werden, bei unerträglichen Wehenschmerzen kann man das Mittel nötigenfalls alle 10 bis 15 Minuten neu einnehmen. Erfolgt nach drei bis vier Gaben keine Reaktion, stimmt normalerweise das Mittel nicht, und man muß von vorn beginnen und das richtige Mittel suchen.

▶ Andererseits wird ein Zustand, der sich langsam im Verlauf mehrerer Tage oder Wochen entwickelt, wie zum Beispiel Schwangerschaftsübelkeit oder Krampfadern, besser angesprochen, wenn man zwei- bis dreimal täglich eine Gabe in der Potenz C12 nimmt. Hier kann es drei Tage oder auch eine Woche dauern, bis eine Reaktion zeigt, daß das Mittel stimmt.

▶ Generell gilt für die Wiederholung: Solange die Besserung anhält, wird nicht wiederholt; man läßt das Mittel so lange wie möglich wirken. Ist die Wirkung erschöpft – die alten Symptome kehren wieder –, wird die

Die hier empfohlenen Potenzen C12 und C30 sind nicht zu niedrig für sehr intensive Situationen und nicht zu hoch für Anfänger mit noch wenig Sicherheit in der Mittelwahl

Gabe wiederholt. So verlängern sich zuerst die Pausen zwischen der Einnahme – je mehr sich der Zustand verbessert –, bevor man das Mittel schließlich absetzen kann. Oft kehren dann nach einer gewissen Zeit die alten Symptome wieder, und man beginnt erneut mit der Einnahme.

▶ Kommen neue Symptome zum Vorschein, muß das nächste passende Mittel gesucht werden, und zwar nach denselben Richtlinien wie zuvor.

▶ Mindestens eine Viertelstunde vor und nach der Einnahme eines Mittels darf man nichts anderes in den Mund nehmen (auch die Zähne nicht putzen); während der Behandlung ist auf Kaffee, Cola, Minze (Zahnpasta) sowie eukalyptus- oder kampferhaltige Salben usw. (zum Beispiel Tigerbalsam) zu verzichten.

Lagern Sie homöopathische Mittel bei Zimmertemperatur und fern von stark riechenden Stoffen wie Parfum, Seife, Gewürzen usw. sowie fern von den Magnetfeldern elektrischer Geräte und direkter Sonneneinstrahlung.

Schwangerschaft II.

Übelkeit, Erbrechen, Sodbrennen

Medizinische Studien haben belegt, daß Schwangerschaftsübelkeit vor Fehlgeburt schützt

Fast alle Frauen verspüren am Beginn einer Schwangerschaft eine mehr oder weniger starke Übelkeit. In den späteren Monaten werden Schwangere nur noch selten davon geplagt, statt dessen haben viele dann mit häufigem Sodbrennen zu kämpfen. Mit dem richtigen homöopathischen Mittel lassen sich diese Beschwerden gut in den Griff kriegen, aber man muß damit rechnen, daß sie gelegentlich wiederkommen. Prüfen Sie dann jedesmal, ob die Symptome noch genau dieselben sind, denn jede Veränderung kann bedeuten, daß ein anderes Mittel erforderlich ist als beim letzten Mal.

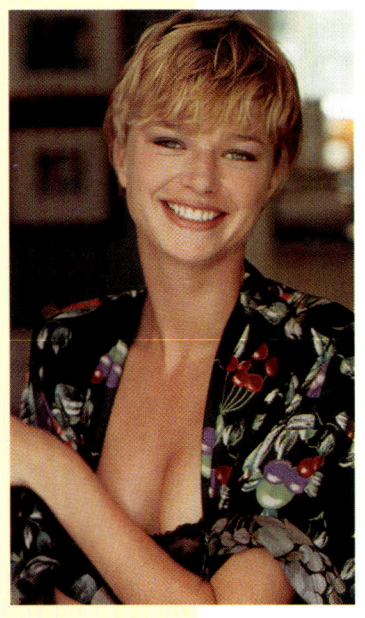

▶ Versuchen Sie lieber, ohne homöopathische Mittel zurechtzukommen, solange die Übelkeit nur sehr leicht ist. Bei besonders starken und anhaltenden Symptomen hingegen sollten Sie eine tiefgreifende konstitutionelle Behandlung beim Homöopathen in Erwägung ziehen.

▶ Bei Morgenübelkeit am besten schon vor dem Aufstehen ein paar Kekse oder Nüsse essen. Halten Sie einen kleinen Vorrat davon auf dem Nachttisch bereit.

▶ Bei Sodbrennen probieren Sie es einmal mit ein paar Schlucken Milch, einem Löffel trockener Heilerde, ein paar gut zerkauten Haselnüssen. Wenn es allein an der Übersäuerung des Magens liegt, helfen oft basische Nahrungsmittel wie Hirse und Kartoffeln. Manchmal kommt das Sodbrennen aber davon, daß Mageninhalt sauer brennend in die Speiseröhre zurückgepreßt wird, weil der Magen kaum noch Platz hat. Da hilft nur, sich auf häufige kleine Mahlzeiten zu verlegen, um den Magen nie zu überfüllen.

Sepia

Ekel, Übelkeit und Brechreiz beim Geruch oder auch nur beim Gedanken an die eigenen Lieblingsgerichte. Später auch Sodbrennen. Fühlt sich ausgelaugt und müde, will niemanden sehen, fühlt sich von ihrer Familie überbeansprucht und reagiert ablehnend auf Partner und Kinder, obwohl sie sie liebt. Die Übelkeit ist nachts und morgens am schlimmsten und bessert sich, wenn noch vor dem Aufstehen im Bett eine Kleinigkeit gegessen wird. Reichliche, fette Mahlzeiten machen den Zustand schlimmer, ebenso Hunger, wenn nicht rechtzeitig gegessen werden kann. Auch Bewegung und Autofahren intensivieren die Symptome. Abneigung gegen Milch, Fett, Salz, manchmal auch gegen Süßigkeiten, die sonst gemocht werden. Die typische Lust auf Saures ist jetzt noch größer als sonst. [Leeres Gefühl im Magen, das sich durch Essen nicht bessert. Nach unten drängendes »Ballgefühl« im Becken. Linksseitige Kopfschmerzen.]

Ekel schon beim Gedanken an Lieblingsgerichte

Pulsatilla

Die typische Pulsatilla-Wechselhaftigkeit äußert sich in Übelkeit, die zu verschiedenen Tages- und Nachtzeiten kommt, aber häufig auch nach dem Essen, vor allem nach schweren Speisen und nach Schweinefleisch. Saures, bitteres, auch blutiges Erbrechen, oft nach fettem Essen. Heftiges Sodbrennen. Die Pulsatilla-Frau braucht frische Luft, kommt in einen Raum und öffnet als erstes ein Fenster, denn warme, stickige Raumluft macht ihren Zustand unerträglich. Hat nie Durst, muß sich daran erinnern, etwas zu trinken. Wird ihr starkes Bedürfnis nach Trost und Anteilnahme erfüllt, geht es einer Pulsatilla-Frau insgesamt besser. [Appetit auf Butter und Sahne, die aber schlecht vertragen werden.]

Wechselnde Symptome und Stimmungen

Phosphor

Heftiges Erbrechen, oft direkt nach dem Trinken, etwas schlimmer abends und nachts. Sodbrennen und häufiges Aufstoßen. Offenes Wesen mit sehr lebendiger Vorstellungskraft, ängstigt sich leicht, ist aber auch leicht zu beruhigen. Braucht viel Kontakt zu Menschen, viel Nähe und

Erbrechen direkt nach dem Trinken

Intimität mit dem Partner. Großer Durst auf kalte Getränke, großer Appetit, auch nachts. [Übelkeit wird nachmittags schlimmer. Generelle Besserung durch Essen, kalte Getränke, Schlaf, Gesellschaft; Verschlimmerung durch Hunger; scharfes, salziges Essen, im Liegen auf der linken Seite, in der Dämmerung.]

Nux vomica

Beschwerden durch Überreizung

Starkes Sodbrennen und bitteres Aufstoßen nach dem Essen, Sodbrennen vor dem Frühstück. Ständige Übelkeit, schlimmer morgens im Bett, nach dem Essen, im Auto, besser im Liegen. Erbrechen, aber auch Brechreiz mit Unfähigkeit, sich zu übergeben. Alle Beschwerden verursacht oder verschlimmert durch Schlafmangel, Überarbeitung, Aufregung oder durch reichlichen Genuß von stark gewürzten, schweren Speisen, Kaffee, Alkohol, Zigaretten. Der generelle Zustand verschlimmert sich durch Kälte und Zugluft und verbessert sich durch Ruhe, Stuhlgang, Wärme jeder Art. Verstopfung und Darmkrämpfe. [Die typische Nux-vomica-Verstopfung: schmerzhafter Drang gegen ein verkrampftes Rektum, das sich nicht öffnen und nicht loslassen kann. Gereiztheit und Kopfschmerzen durch Überstimulierung der Nerven und der Sinne.]

Arsenikum

Empfindlicher Magen, Brennen

Alle Magensymptome sind nachts schlimmer und bessern sich durch kleine Schlucke frischer Milch. Tiefe Angst vor der Geburt, vor den damit verbundenen Umständen. Braucht Gesellschaft und Trubel, ist immer aktiv und friert leicht. Vom Magen hochsteigende Übelkeit, oft mit Brechreiz, verschlimmert durch Essensgeruch. Müheloses, heftiges Erbrechen direkt nach dem Trinken oder Essen, ausgelöst von Bewegung, Autofahren oder auch nachts gegen Morgen. Erbricht Speisereste oder galligen, grünlichen bis bräunlichen wässrigen Schleim. Während des Erbrechens brennende Magenschmerzen. Sodbrennen und häufiges brennendes, bitteres Aufstoßen. Viel Durst. Braucht Wärme, hat Appetit auf Fett und Saures (Zitronensaft).

Sulphur

Morgenübelkeit überwiegend ohne Brechreiz, mit Ekel vor Körpergeruch. Bitteres, saures, auch blutiges Erbrechen. Viel Sodbrennen. Großer Appetit, ißt und trinkt gern. Der generelle Zustand wird schlimmer durch Wärme, längeres Stehen, Erbrechen. Große Lust auf Süßigkeiten und Alkohol. Wacht nachts häufig auf, schläft aber leicht wieder ein. Sulphur paßt für dynamische, kompetente und engagierte Frauen mit einer souveränen Ausstrahlung. Sie sind direkt und unkompliziert im Umgang, solange sie den Ton angeben können. Die weibliche Sulphur-Persönlichkeit unterscheidet sich hier etwas vom männlichen Bild, das sich in der herkömmlichen Literatur findet. [Sehr warmblütig, schwitzt leicht und viel. Neigung zu Durchfall und weichem, sehr schlecht riechendem Stuhl. Heißhunger um 11 Uhr morgens.]

Ekel vor Körpergeruch

Lycopodium

Galliges, saures Erbrechen, auch ohne Übelkeit. Häufiges starkes Sodbrennen, saures Aufstoßen, schlimmer nach dem Essen. Permanente Übelkeit, schlimmer bei Hunger, vor dem Frühstück, beim Anblick von Speisen, im Auto; besser an der frischen Luft. Ständige Blähungen. Trotz Heißhunger nach wenigen Bissen satt. Lust auf Süßigkeiten, warme Speisen und Getränke. Morgenmuffel. Verdeckte Angst vor Versagen oder Unfähigkeit (Lampenfieber, »Feigheit«). [Körperliche Symptome schlimmer zwischen 16 und 20 Uhr. Heftige Kindsbewegungen. Rechtsseitige Symptome. Neigung zu Verstopfung und Hämorrhoiden.]

Erbrechen auch ohne Übelkeit

Lactic Acid

Übelkeit am schlimmsten morgens und bei Bewegung, besser nach dem Essen. Häufiges Sodbrennen und extremer Speichelfluß. Großer Appetit und großer Durst. [Spezifisches Mittel für Schwangerschaftsübelkeit, lohnt einen Versuch, wenn individuellere Symptome fehlen. Häufig mit Diabetes, Gastritis und Gelenkrheumatismus.]

Sodbrennen mit starkem Speichelfluß

Ipecacuanha

Erbrechen
bessert die Übel-
keit nicht

Das Erbrechen bessert die permanente Übelkeit nicht, der gereizte Zustand wird dadurch eher noch verschlimmert. Übelkeit schlimmer durch schweres Essen, Obst, Bewegung. Erbrechen häufig gallig, grün oder dunkel, auch blutig. Appetitlosigkeit und reger Speichelfluß bei unbelegter, »sauberer« Zunge. [Ipecacuanha kann auch in schwersten Fällen von Schwangerschaftsübelkeit helfen, bei denen wegen der Unfähigkeit, irgend etwas zu sich zu nehmen, die Klinikeinweisung droht.]

Colchicum

Übelkeit beim
Geruch von Fisch
und Eiern

Übelkeit beim Anblick oder Geruch von Essen, oft auch nur durch den Gedanken daran. Besonders der Geruch von Fisch und Eiern, aber auch von Fleisch kann vor Übelkeit fast ohnmächtig machen. Bewegung und Autofahren lösen großen Brechreiz aus. Heftiges galliges Erbrechen. Trockener Mund und großer Durst. [Eisige Kälte oder auch Brennen im Magen, Blähungen und Aufstoßen.]

Kreosotum

Erbrechen von
unverdauter
Nahrung

Der Magen ist empfindlich und arbeitet verlangsamt, so daß noch Stunden nach dem Essen unverdaute Nahrung erbrochen wird. Extremer Speichelfluß während des Erbrechens. Scharfes, süßliches, gelegentlich blutiges Erbrechen. Oft permanente Übelkeit, verschlimmert durch schlechte Gerüche. Abneigung bis Ekel vor jedem Essen, aber Appetit auf Geräuchertes. [Neigung zu Verstopfung und zu juckendem vaginalem Ausfluß.]

Symphoricarpus racemosa

Erbrechen von
jedem Bissen

Empfohlen für die schlimmsten Fälle von unablässigem heftigstem Erbrechen bis zum Blutspucken. Kann überhaupt nichts essen. Übelkeit wird verschlimmert durch jede Bewegung und verbessert in der Rückenlage. Bitterer Geschmack im Mund. [Lohnt einen Versuch in den hartnäckigsten Fällen, die keine spezifischen Symptome aufweisen oder auf andere Mittel nicht ansprechen.]

Carbolic Acid

Heftiger Stirnkopfschmerz beim Erbrechen. Übelkeit. Appetitlosigkeit, aber Lust auf Genußmittel und Zigaretten. [Häufiges Aufstoßen, aufgeblähter Bauch, intensivierter Geruchssinn.]

Erbrechen mit Stirnkopf- schmerz

Tabacum

Übelkeit mit Kopfschmerz. Kalt, klamm und blaß, eiskalter Schweiß. Sinkendes Gefühl im Magen mit Brechreiz und Erbrechen. Heftiges saures Erbrechen, häufig direkt nach dem Trinken. Verschlimmerung durch Bewegung, Autofahren, Zigarettenrauch, bei offenen Augen. Verbesserung durch frische Luft, bei nacktem Bauch. [Schmerzhafte Blähungen. Verstopfung oder plötzlicher Durchfall mit Übelkeit und Erbrechen. Reise- und Seekrankheit.]

Übelkeit mit kaltem Schweiß

Robinia

Ein spezifisches Mittel für starkes Sodbrennen, das nachts im Liegen unerträglich wird. Viel saures Aufstoßen. Erbrechen von großen Mengen extrem saurer, grünlicher Flüssigkeit. Kolik und Blähungen. [Blähungen und Stuhl riechen sauer. Robinia ist oft auch das richtige Mittel für das Erbrechen von saurer Milch bei Säuglingen mit saurem Stuhl und saurem Körpergeruch. In niedriger Potenz längere Zeit wiederholt einnehmen.]

Saures Sod- brennen, schlimmer nachts im Lie- gen

Drohende Fehlgeburt

Es ist in jedem Fall sinnvoll, bei drohender Fehlgeburt homöopathisch zu behandeln: Kann die Schwangerschaft erhalten werden, wird das homöopathische Mittel dazu beitragen; andernfalls wird es helfen, Komplikationen zu verhindern und das Unvermeidliche zu erleichtern

Für die gesunde Entwicklung des Embryos müssen Eizelle und Samenfädchen in allerbester Form sein; das gilt auch für die Gebärmutterschleimhaut, in der sich das Ei nach der Befruchtung einnisten will. Jede kleine Unvollkommenheit kann dazu führen, daß der Körper die embryonale Entwicklung abbricht. Man weiß heute, daß viele Schwangerschaften enden, bevor sie sich bemerkbar gemacht haben; meist kommt dann nur die Periode etwas verspätet. Oder es werden zunächst Schwangerschaftshormone gebildet und der Schwangerschaftstest ist positiv, obwohl die Keimanlage nicht optimal verläuft. Man vermutet, daß mindestens die Hälfte aller Fehlgeburten eine derartige Ursache hat.

Innerhalb der ersten zwölf Wochen läßt sich deshalb ein Abgang der Frucht meist nur in den Fällen verhindern, wo der Embryo gesund ist und die Fehlgeburtsbestrebungen andere, vielleicht hormonelle Gründe haben. Nach der zwölften Schwangerschaftswoche, wenn die embryonale Entwicklung abgeschlossen ist, liegen die Probleme häufiger in der Anpassung des mütterlichen Organismus an die veränderten Anforderungen. Die Chancen für eine Erhaltung der Schwangerschaft sind dann höher.

Was tun, um eine Fehlgeburt zu vermeiden?

▶ Wenn Sie schon einmal eine Fehlgeburt hatten, deren Ursache nicht geklärt werden konnte, sollten Sie in den ersten drei Monaten der neuen Schwangerschaft mehr auf sich achten als sonst: viel Schlaf und häufige Ruhepausen, keine Übertreibungen beim Sport, sanfter Sex.

Zu den ersten Anzeichen einer drohenden Fehlgeburt gehören ziehende oder krampfartige Schmerzen im Becken und/oder im Kreuz oder auch zunächst meist leichte Blutungen. Diese Symptome können einzeln auftreten, sie müssen nicht miteinander gekoppelt sein.

▶ Die erste Maßnahme sollte in jedem Fall sein, sich Ruhe zu verschaffen: hinlegen, liegenbleiben, abschalten. Genießen Sie beruhigende, entspannende Kräutertees: Melisse, Lavendel, Johanniskraut, Schafgarbe.

❧ Frauen mit kleinen Kindern haben in dieser Situation Anrecht auf Bezahlung einer Haushaltshilfe durch die Krankenkasse (telefonisch Antrag stellen und sich nach den einzelnen Bedingungen erkundigen). Bei der Vermittlung von Haushaltshilfen können Wohlfahrtsverbände und Studentendienste nützlich sein.

Caulophyllum

Scharfe, kurze Gebärmutterkrämpfe mit Schwäche und innerlichem Zittern; der Schmerz zieht bis in die Leisten hinein. Oder krampfender Druck nach unten, Schmerzen im Kreuz und in den Lenden, aber keine oder nur leichte Gebärmutterkontraktionen. Nadelstichartige Schmerzen am Muttermund, die in die Oberschenkel ausstrahlen. Wechselhafte Stimmungen, nervös, unruhig. Besser durch Ruhe und Wärme. [Bewährt in der konstitutionellen Behandlung von wiederholter Fehlgeburt im ersten Schwangerschaftsdrittel wegen Uterusschwäche. Neigung zu rheumatischen Beschwerden in den Fingergelenken (steife Hände).]

Schmerzen ziehen in die Leisten

Cimicifuga

Kurze, scharfe Krämpfe im Unterleib; Schmerzen, die quer durch den Bauch in die Hüften oder Leisten hineinschießen. Tiefste Ängste und negative Erwartungshaltung mit nervösem Redeschwall. Cimicifuga »sieht schwarz«. [Symptome ausgelöst durch großen Schreck. Muskelzucken in den Gliedern. Kann bei vorausgegangener Fehlgeburt helfen, eine weitere zu verhüten, sofern die Symptome übereinstimmen; ebenso ist es häufig bei krankhaften Folgen einer Fehlgeburt indiziert.]

Schmerzen schießen quer durchs Becken

Pulsatilla

Das führende Mittel, wenn der Erhalt der Schwangerschaft bedroht ist, auch in späteren Monaten. Sehr oft passend bei Gebärmutterschwäche.

Gebärmutterschwäche

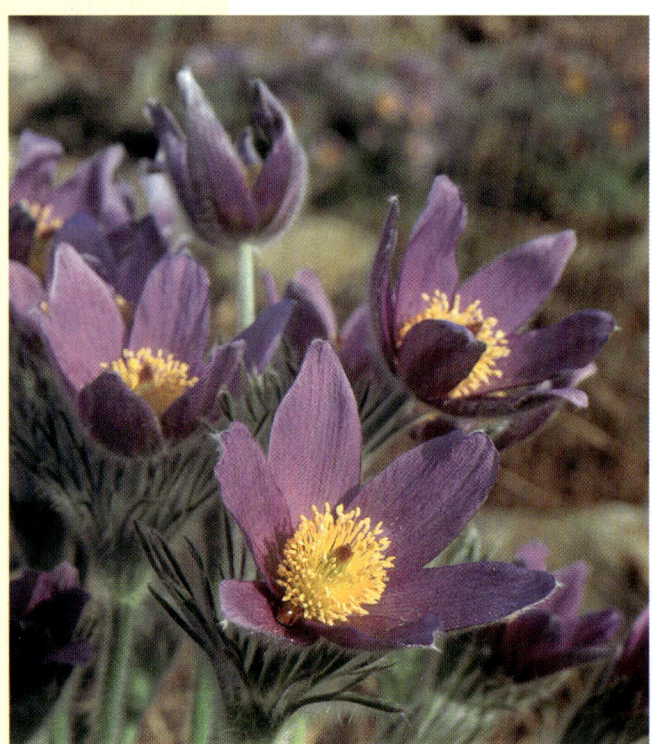

Wiesenküchenschelle (Pulsatilla)

Auch bei drohender Fehlgeburt nach einem Unfall, auf Arnika folgend. Der Pulsatilla-Zustand ist wie immer gekennzeichnet von einer passiven, anpassungsbereiten Art, von weinerlicher Stimmung, die sich durch Trost rasch bessert, wechselhaften körperlichen Symptomen, Durstlosigkeit und Verlangen nach frischer Luft trotz leichtem Frösteln.

Sepia

Scharfe, kneifende Wehenschmerzen, die im Kreuz beginnen. Stechen in Vagina, Gebärmutter und Eierstöcken. »Ballgefühl« im Becken mit Druck nach unten, »als würden die Unterleibsorgane gleich herausfallen«, was dazu veranlaßt, die Beine zu kreuzen. Ausfluß (Leukorrhöe). Besonders

Stechende, kneifende Schmerzen; Druck nach unten

großer Appetit auf Saures, Essig, Salatsoßen. Linksseitige Symptome. Frösteln sogar in warmem Zimmer. Der generelle Zustand ist normalerweise morgens und abends schlimmer sowie in feuchter, kalter Luft, vor einem Gewitter und bei Mangel an Bewegung. Bettwärme, heiße Umschläge und Druck bessern, auch Schlaf tut gut. [Sepia paßt für Frauen, die voll in ihrem Beruf aufgehen oder von Haushaltspflichten ausgelaugt sind und denen es an sexuellem Interesse mangelt. Bei drohender Fehlgeburt zwischen dem fünften und siebten Monat aufgrund von Überforderung und Erschöpfung.]

Kalium carbonicum

Extreme Rückenschmerzen, die vom Kreuz in die Oberschenkel ausstrahlen und sich nur durch starken Gegendruck bessern. Bei wiederholter Neigung zu Fehlgeburt (habitueller Abort) im ersten Schwangerschaftsdrittel, vor allem wenn eine konstitutionelle Schwäche zugrunde liegt. Mit oder ohne Schmierblutung. Kälte und Luftzug verschlimmern den Gesamtzustand, Wärme bessert. [Erwachen und Schlaflosigkeit zwischen 2 und 5 Uhr morgens. Vernunftbetontes Wesen, sachlich, pflichtbewußt, reißt sich zusammen. Kalium carbonicum paßt auch oft, wenn starke Rücken- oder Kreuzschmerzen im Anschluß an eine Fehlgeburt auftreten.]

Viburnum

Plötzliche intensive Gebärmutterkrämpfe, kolikartige Schmerzen im Becken. Schmerz strahlt vom Kreuzbein aus, um das Becken herum und die Innenseiten der Oberschenkel hinunter. Krampfhafte Rücken- und Kreuzschmerzen, schlimmer am frühen Morgen, in warmen Räumen, abends und nachts. Besser bei frischer Luft und Ruhe. [Schwindelgefühle beim Aufrichten. Schwache, schwere Beine. Bei scheinbarer Unfruchtbarkeit durch wiederholte sehr frühe Fehlgeburt.]

Sabina

Das wichtigste Mittel bei drohender oder beginnender Fehlgeburt mit hellroten aktiven Blutungen, oft mit großen Klumpen. Starke Schmerzen, die vom Kreuz- zum Schambein ziehen. Schmerzen im Rücken und in den Beckenknochen, »als ob die Knochen aufbrechen würden«. Nach oben schießende Schmerzen in der Scheide. Bewegung und Wärme verschlimmern, aber paradoxerweise bringt ein leichter Spaziergang an der frischen Luft eine Besserung des Zustands. [Bei wiederholter Fehlgeburt im dritten Monat. Nach unvollständiger Fehlgeburt sowie bei anschließender Eierstock- oder Gebärmutterentzündung mit den entsprechenden Schmerzen oder Blutungen.]

Ipecacuanha

Hellrote Blutung
ohne Klumpen;
Übelkeit

Plötzlich beginnende, kräftig fließende hellrote Blutung ohne Klumpen, mit krampfenden, schneidenden Schmerzen in Nabelhöhe. [Häufig als Begleitsymptom die für Ipecacuanha typische Übelkeit und/oder das Gefühl, nicht genug Luft zu bekommen und ohnmächtig zu werden.]

Erigeron

Blutung bei
kleinster Anstren-
gung

Hellrote Schmierblutung, schlimmer bei Bewegung und bei jeder kleinen Anstrengung. Besser durch Bettruhe. Verzagte Stimmung. [Reizung von Blase und Rektum. Schmerzen beim Wasserlassen. Schmerzen im linken Eierstock und in linker Hüfte. Schmierblutung oft seit Beginn der Schwangerschaft.]

Secale

Dunkle, leichte
Blutung

Leichte Gebärmutterblutungen: dünnes, sehr dunkles, fast schwarzes Blut, das langsam heraussickert (seltener: helleres Blut mit Klumpen). Schlimmer bei Wärme und unter einer Decke; besser abgedeckt, in kühler, frischer Luft. Sehr große innere Hitze, selbst bei kalter Haut. [Anhaltende, nach unten drückende Gebärmutterkrämpfe. Gleichgültige, entmutigte Stimmung oder nervös und reizbar.]

Apis

Krämpfe mit
Druck nach
unten

In der Gebärmutter Druck nach unten mit Empfindungen wie vor der Regel und Krämpfen, gefolgt von dunklem, blutigem Schleim. Häufig in den ersten vier Monaten mit Schweregefühl im Becken. Auffallend durstlos. Großes Schlafbedürfnis, ständiges Gähnen. Wärme, Berührung, Druck oder einengende Kleidung wird schlecht vertragen; Gesellschaft ist angenehm. [Das Konstitutionsbild von Apis paßt zu aktiven, ständig beschäftigten Menschen mit einem ausgeprägten Sinn fürs Praktische, die sich leicht ärgern und leicht beleidigt sind. Sie haben es besonders schwer damit, sich hinzulegen und krank zu sein.]

Helonias

Drohende oder unvollständige Fehlgeburt mit großer Empfindlichkeit im Becken. Schlimmer durch Bewegung, geistige oder körperliche Anstrengung, Diskussionen. Besserung bei ablenkender Beschäftigung, Ruhe, Alleinsein. Schwäche- oder Schweregefühl, Nierenschmerzen, Empfindlichkeit der Brüste und Brustwarzen. Nach Aufregung. Gereizte oder depressive Stimmung. [Das besondere Symptom von Helonias ist das Gefühl, ständig die Gebärmutter zu spüren. Es muß aber für die Verschreibung nicht notwendigerweise vorhanden sein.]

Empfindlichkeit
im Becken

Ustilago

Empfindlichkeit im linken Eierstock mit Schwellung und Schmerzen, die häufig in die Beine ausstrahlen. Passive, sickernde Blutung mit dunklen Klumpen. [Vergrößerte, zu tief liegende Gebärmutter; weicher, empfindlicher Muttermund. Wiederholte Fehlgeburten im dritten Monat. Ein eher seltenes Mittel. Begleitsymptom: starker Haarausfall. Häufig rheumatische Symptome in Armen, Fingern und Beinen.]

Schmierblutung
mit dunklen
Klumpen

Arnika

Erstes Mittel, wenn es nach einem Unfall zu ziehenden Schmerzen oder Blutungen kommt, zum Beispiel nach einem Sturz oder Fall oder heftigen Stoß gegen den Körper. Leitsymptom bei Arnika ist ein Gefühl der Zerschlagenheit. Verletzungen laufen blau und grün an, Berührung verstärkt die Schmerzen. [Je schlimmer das körperliche Trauma war, desto höher muß hier die Potenz gewählt und evtuell auch entsprechend häufiger wiederholt werden.]

Nach Unfall

Fehlgeburt, Ausschabung, Schwangerschaftsabbruch

Mit Hilfe der Homöopathie können Frauen nach einer Fehlgeburt seelische Belastungen abbauen, schnell wieder schwanger werden und ein gesundes Kind zur Welt bringen

Spontane Fehlgeburten verlaufen in der Regel rasch und unkompliziert und sind körperlich gewöhnlich leichter zu verkraften als seelisch. Eine homöopathische Behandlung ist bei Komplikationen sinnvoll: Wenn die Gebärmutterkontraktionen unerträglich schmerzhaft sind; wenn die Blutung extrem ist; wenn Kontraktionen beziehungsweise Blutungen nicht nachlassen, nachdem Gewebe abgegangen ist. Zusätzlich zu den hier genannten Mitteln kommen auch die bereits bei drohender Fehlgeburt beschriebenen in Frage.

▶ Eine wissenschaftliche Studie an der Columbia Universität in New York zeigte, daß Frauen in den ersten Monaten nach einer Fehlgeburt besonders leicht schwanger werden. Außerdem haben sie bei der neuen Schwangerschaft kein höheres Risiko für eine Fehlgeburt als andere Frauen.

▶ Solange die Ursache für eine Fehlgeburt nicht geklärt ist, könnte es besser sein, mit einer neuen Schwangerschaft zu warten und sich eventuell vorher behandeln zu lassen. Eine konstitutionelle homöopathische Behandlung ist in dieser Situation besonders sinnvoll.

Calendula

Zur Wundheilung

Dieses bekannte Volksheilmittel für schlecht heilende Wunden wirkt nach einer Ausschabung heilend auf die innere Auskleidung der Gebärmutter. Calendula ist das homöopathische Antiseptikum; es stärkt den verletzten Körperteil und schenkt ihm neue Kraft, besonders wenn er sich roh und empfindlich anfühlt. [Reizbar, ängstlich, benommen.]

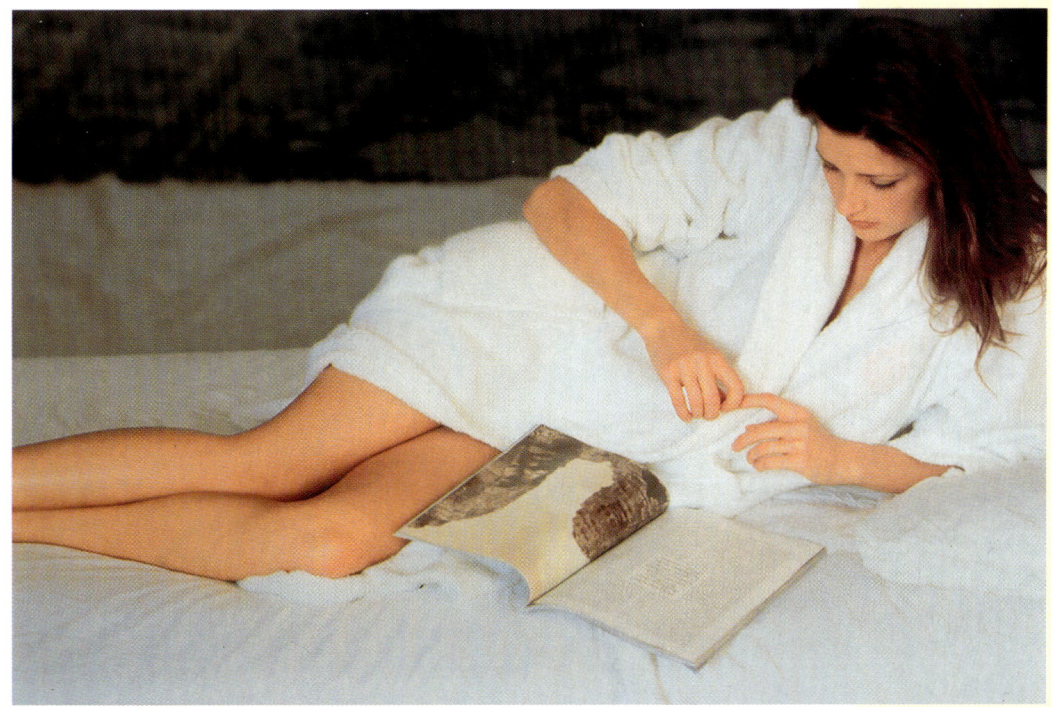

Ignatia

Eines der größten homöopathischen Mittel, wenn Kummer – Trauer, Verlust, Enttäuschung – seelisch so schwer zu bewältigen ist, daß es zu körperlichen Symptomen kommt. Typisch: kolikartige Krämpfe oder scharfe, schneidende, stechende Schmerzen. Auffallend: lautes wiederholtes Seufzen. Scheinbar unangemessene emotionale Ausbrüche, Panik- oder Wutattacken, abrupte oder heftige Stimmungsumschwünge. Heftige Weinkrämpfe, auch abwechselnd mit Lachkrämpfen. [Scheinbar widersprüchliche Symptome, Übelkeit, Schwindelgefühle, Kopfschmerzen, Neuralgien, Schlaflosigkeit und andere Anzeichen nervlicher Überforderung. Samuel Hahnemann empfahl, Ignatia vormittags einzunehmen. Es wirkt normalerweise sehr rasch und muß unter Umständen wiederholt werden.]

Verlust und
Trauer

Caulophyllum

Gebärmutter-
Atonie

Passive Gebärmutterblutung nach Fehlgeburt mit Atonie (Erschlaffung) der Gebärmutter. Schwäche und innerliches Zittern, fühlt sich auch geistig und seelisch entkräftet und ist leicht gereizt. Schmerzen im Kreuz und in den Lenden; nadelstichartige Schmerzen am Muttermund, die in die Oberschenkel ausstrahlen. Generelle Besserung durch Ruhe und Wärme.

Sabina

Hellrote Blutung
mit Klumpen

Blutungen nach einer Fehlgeburt. Hellrotes, heißes, dünnes Blut, das schubweise im Schwall kommt, vermischt mit großen dunklen Klumpen. Verschlimmert durch die kleinste Bewegung, aber paradoxerweise auch gebessert durch einen leichten Spaziergang an der frischen Luft. Gebärmutterschwäche und Atonie. Typisch: starke Schmerzen im Unterleib, die vom Kreuz- zum Schambein ziehen. Schmerzen im Rücken und in den Beckenknochen, »als ob die Knochen aufbrechen würden«. Die Schmerzen kommen plötzlich und gehen allmählich. [Arzt oder Hebamme hinzuziehen!]

Pyrogenium

Gebärmutter-
entzündung

Fauliger Geruch des Ausflusses nach Fehlgeburt oder Ausschabung. Heftigster Schüttelfrost, rasch ansteigendes Fieber, gefolgt von klebrigem, übelriechendem Schweiß. Bewegung, Wärme und Druck auf den Bauch verschlimmern. Großer Durst auf kleine Mengen warmer Getränke. Rote, trockene Zunge. Ängstlicher, ruheloser Gemütszustand. [Ein hervorragendes Mittel bei drohender Entzündung der Gebärmutter. Wichtig: Sofort Arzt hinzuziehen. Meistens wird die Noteinweisung ins Krankenhaus mit zusätzlicher konventioneller Behandlung nötig sein.]

Krampfadern und Hämorrhoiden

Vorbeugen gegen Krampfadern

▶ Bürsten Sie Ihre Beine täglich mit einer trockenen Körperbürste oder einem Luffa-Handschuh: immer aufwärts, von den Zehen zu den Hüften. Erst das rechte, dann das linke Bein, am besten im Liegen.

▶ Gönnen Sie sich nach der täglichen Dusche eine Beinmassage mit einem venenstärkenden Präparat (zum Beispiel Hauttonikum von Weleda), und lassen Sie es kurz einziehen, bevor Sie sich ankleiden.

▶ Legen Sie die Beine hoch, wann immer Sie können, und machen Sie zwischendurch Fußgymnastik, auch im Stehen und Sitzen: Die Zehen hin- und herbewegen, spreizen und einziehen; mit den Füßen kreisen, abwechselnd mehrmals in beide Richtungen.

▶ Wenn Sie bereits Krampfadern haben, sollten Sie während der Schwangerschaft besser Stützstrümpfe tragen.

Frauen, in deren Familie Krampfadern vorkommen oder die schon vor der Schwangerschaft Krampfadern hatten, sollten ihre Beinen jetzt besonders aufmerksam pflegen

Vorbeugen gegen Hämorrhoiden

▶ Achten Sie auf eine geregelte Verdauung, um eine Stuhlverhärtung zu vermeiden, die Hämorrhoiden verschlimmert.

▶ Eine ballaststoffreiche Ernährung wählen, die den Darm aktiv hält: viel frisches Gemüse und Obst; Reis und Hirse; Vollkornbrot, Müsli und Granola statt Brötchen.

▶ Zur Abhilfe bei Verstopfung: milchsauren Gemüsesaft trinken, besonders Sauerkrautsaft. Eingeweichte Trockenpflaumen essen, dazu Einweichflüssigkeit trinken. Vor dem Aufstehen den Dickdarm im Uhrzeigersinn massieren.

▶ Wenn es einmal nicht ohne Abführmittel geht, nehmen Sie eines auf pflanzlicher Basis, das Substanzen zur Stuhlerweichung enthält.

Durch das zunehmende Blutvolumen müssen die Venen in der Schwangerschaft mehr leisten als sonst. Normalerweise verkraften sie das ohne Probleme, aber unter Umständen ist besondere Vorsicht geboten. Kommt es trotz der täglichen vorbeugenden Pflege zu Beschwerden, kann ein homöopathisches Mittel Erleichterung bringen.

Hämorrhoiden sind erweiterte Venen im After, manchmal sichtbar als bläuliche, traubenähnliche Schwellungen um die Afteröffnung, und man kann nach dem Stuhlgang häufig spüren, daß sie sich etwas herauswölben. Hämorrhoiden sind harmlos und brauchen keine Behandlung, es sei denn, sie verursachen großes Jucken oder Brennen oder leichte Blutungen mit dem Stuhlgang.

Pulsatilla

Große Venen-schwäche mit wechselnden Beschwerden

Die sprichwörtliche Neigung zur Nachgiebigkeit der Pulsatilla-Frau äußert sich auf der körperlichen Ebene häufig in Venenproblemen und Krampfadern. Auf Pulsatilla verweisen dann ihre typischen Leitsymptome: Wechselhaftigkeit der Beschwerden, Unverträglichkeit von warmer Raumluft beziehungsweise Überhitzung und Besserung an der frischen Luft oder am offenen Fenster sowie fehlender Durst. Kalte Umschläge auf den Krampfadern sind angenehm, auch die juckenden Hämorrhoiden bessern sich davon. [Heiße Füße, die nachts gern aus dem Bett gestreckt werden.]

Sepia

Schwere Beine; Druck im Rektum

Angezeigt, wenn Venenprobleme verbunden sind mit einem deutlichen Schweregefühl, mit Abwärtsdrängen im Becken oder einem »Ballgefühl« im Rektum, mit der typischen Sepia-Ambivalenz gegenüber dem Partner und den Kindern, von denen sie sich zu sehr beansprucht fühlt, während sie erschöpft, müde und ausgelaugt ist. Sie erholt sich normalerweise bei einem täglichen ausgiebigen Spaziergang, beim Schwimmen oder bei anderer sportlicher Bewegung, und es geht ihr besonders schlecht, wenn sie sich von ihren Schwangerschaftsbeschwerden daran gehindert fühlt. Verschlimmerung nach Milchtrinken. [Abneigung gegen sexuelle Berührung. Unfreiwilliger Urinabgang bei Belastung.]

Lachesis

Deutlich erhobene, geschlängelte, prall gefüllte, dunkelrosa bis bläulich-violett gefärbte Krampfadern beziehungsweise Hämorrhoiden; äußerst empfindlich gegen Berührung und anliegende Kleidung. Empfindung von Enge beziehungsweise Eingeschnürtsein, Empfindlichkeit gegen den leichtesten Druck, gegen die Reibung der Strümpfe. Schlimmer am linken Bein. Äußerliche Hämorrhoiden, die während des Stuhlgangs stark hervortreten und ihn erschweren. Die für Lachesis typische Verschlimmerung des Zustands während des Schlafs ist hier besonders bezeichnend, weil sich gerade die Venen normalerweise in der Ruhe sehr erholen.

Verschlimmerung bei jeder Berührung

Hamamelis

Außergewöhnliche Venenschwäche während der Schwangerschaft. Sich vergrößernde Krampfadern mit stechendem, brennendem Wundheitsgefühl, die sich leicht entzünden und leicht bluten. Gefühl von Schwere und Prallheit. Große äußerliche Hämorrhoiden, stark geschwollen, sehr bläulich und leicht blutend mit Wundheit, Prallheit und Schwere. Brennen im Rektum. Blutiger Stuhl. [Hamamelis ist das typische Mittel für Krampfadern und empfiehlt sich, wenn es keine individuellen Symptome gibt, die auf ein anderes Mittel verweisen. Dann wird es am besten in einer niedrigen Potenz (C6, C12) eingenommen und regelmäßig wiederholt.]

Entzündung und Blutung

Aesculus hippocastanum

Das klassische Hämorrhoidenmittel, hergestellt aus der Tinktur von reifen Roßkastanien. Wenn die Gesamtheit der Symptome nicht auf ein individuelleres Mittel verweist, sprechen die scharfen, nadelstichartigen Empfindungen im Rektum, die für Hämorrhoiden typisch sind, für Aesculus. Große juckende äußerliche Hämorrhoiden, sehr schmerzhaft, aber selten blutend, schlimmer im Stehen und beim Gehen. Schneidende, stechende Schmerzen, die vom Rektum den Rücken hinaufschießen. Schmerzen im Rektum nach dem Stuhlgang, die stundenlang anhalten. [Rückenschmerzen.]

Nach oben stechende Schmerzen

Nux vomica

Juckreiz

Große juckende, gestaute innere Hämorrhoiden, verbunden mit Verstopfung und gelegentlichen Darmkrämpfen. Typisch für Nux vomica ist ein schmerzhafter Drang von hartem Stuhl bei gleichzeitig verkrampftem Rektum, das sich nicht öffnen und loslassen kann. Verschlimmerung durch Schlafmangel, Überarbeitung, Aufregung oder stark gewürztes, schweres Essen, Kälte und Zugluft. Besserung durch Ruhe, Stuhlgang, Wärme. [Gereiztheit und Kopfschmerzen durch Überstimulierung der Nerven und der Sinne.]

Sulphur

**Juckreiz, heiß
und brennend**

Große juckende äußere oder auch innere Hämorrhoiden, heiß und brennend, schlimmer nachts, in der Wärme des Bettes, im Stehen, beim Gehen und bei Berührung, besonders schlimm nach Biergenuß. Neigung zu hohem Blutdruck, großer Durst auf kalte Getränke, kräftiger Appetit. Sulphur paßt für engagierte, unkomplizierte, sehr selbstbewußte und starke Frauen (im Gegensatz zum eher zarten Phosphor-Typ).

Collinsonia canadensis

**Gefühl von
scharfen Stäb-
chen**

Hämorrhoiden mit einem Gefühl, als wäre das Rektum voller scharfer, dünner Stäbchen. Herzklopfen. Hartnäckige Verstopfung und harter Stuhl. Afterjucken.

Emotionale Probleme

Wenn körperliche Symptome wie Migräne oder Magenschmerzen zusammen mit psychischen Belastungen gehäuft auftreten, wird die Einheit von Körper und Seele deutlich, und man spricht von psychosomatischen Beschwerden. Doch egal, mit welchem Gesundheitsproblem eine Patientin in die Praxis kommt – sei es ein geschwollenes Knie oder ein Hautausschlag –, die Homöopathin wird immer auch eine Reihe von Fragen stellen, die die seelischen, geistigen und emotionalen Seiten der Persönlichkeit beleuchten. Da die homöopathischen Mittel auf einer sehr tiefen Ebene wirken, wird nie bloß ein einzelnes Symptom behandelt, sondern immer der ganze Mensch. So sprechen homöopathische Mittel auch dann an, wenn sich ein Problem allein oder überwiegend auf der seelischen Ebene manifestiert.

Die Schwangerschaft ist nicht nur eine Zeit der frohen Erwartung, sondern auch eine Phase, in der problematische psychische Muster sowohl im eigenen Wesen als auch in der Partnerschaft und Familie verstärkt an die Oberfläche kommen. Es bietet sich an, sich jetzt damit zu befassen, um die Geburt und die Zeit danach nicht zu belasten.

Angst vor der Geburt und vor der Zukunft ist bis zu einem gewissen Grad ein normaler und gesunder Bestandteil jeder Schwangerschaft. Es wäre falsch, solche Ängste unbeachtet zu lassen oder vorschnell als unbegründet abzutun. Besser ist es, sich mit ihnen zu befassen und alles, was angst macht, genau unter die Lupe zu nehmen, um sich Sicherheit zu verschaffen. In einer Untersuchung wurde nachgewiesen, daß Frauen, die ihre Ängste während der Schwangerschaft sehr deutlich erlebten, weniger Komplikationen bei der Geburt hatten als Frauen, die sich in der Schwangerschaft relativ angstfrei fühlten. Womöglich hatten die Ängste dazu beigetragen, daß diese Frauen sich auf die Geburtssituation mit besonderer Sorgfalt vorbereitet haben.

Wird man aus eigener Kraft mit einem emotionalen Problem nicht fertig – entweder weil die Störung sich hartnäckig festsetzt und chronisch wird oder weil eine aktuelle Situation so intensive Gefühle auslöst,

In der Homöopathie geht man grundsätzlich von der Einheit von Körper, Geist und Seele aus, nicht nur in typisch psychosomatischen Fällen

Mehr als sonst drängen in der Schwangerschaft angstbesetzte Themen nach oben

37

daß sie einen zu überwältigen drohen –, dann können homöopathische Mittel eine unschätzbare Hilfe sein. Sie geben einen Anstoß zu einem neuen inneren Gleichgewicht und helfen somit, Konflikte zu lösen, schwere Entscheidungen anzugehen, Ängste bewußt zu überwinden.

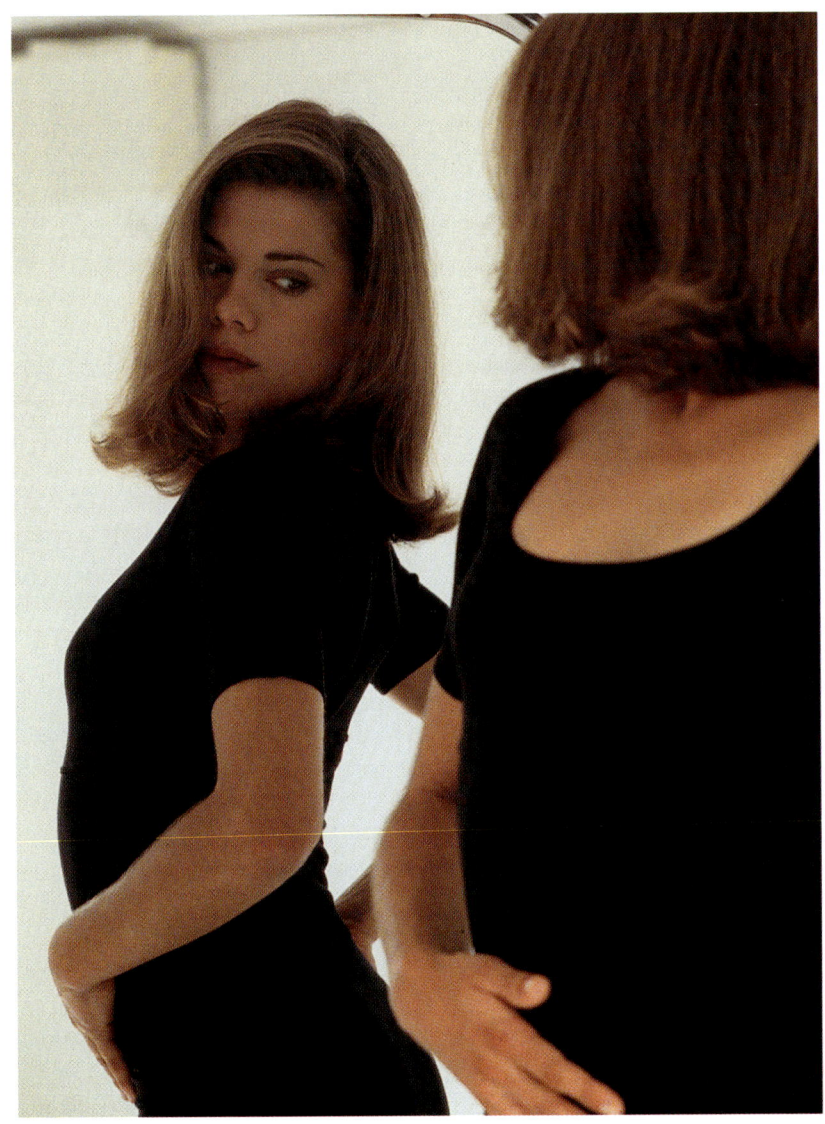

Ignatia

Akutes Unglücklichsein. Unterdrückte Trauer, Kummer oder Enttäuschung. Übertriebenes Verhalten oder Reserviertheit. Lautes wiederholtes Seufzen. Scheinbar unangemessene emotionale Ausbrüche, Panik- oder Wutattacken, abrupte oder heftige Stimmungsumschwünge. Heftige Weinkrämpfe, auch abwechselnd mit Lachkrämpfen. Körperliche Beschwerden durch (stillen) Kummer, durch Angst, Schreck oder (unterdrückten) Zorn. Neigung zu Spasmen, zu plötzlichen kolikartigen Krämpfen und scharfen, schneidenden oder stechenden Schmerzen, ausgelöst von unerträglichen Gefühlen. [Widersprüchliche, »unmögliche« körperliche Symptome: Gallenprobleme besser durch fettes Essen, Halsschmerzen besser beim Schlucken. Übelkeit, Schwindelgefühle, Kopfschmerzen, Neuralgien, Schlaflosigkeit und andere nervöse Symptome. Leichte Besserung durch Sport und Bewegung.]

Gefühlsaus-brüche; lautes Seufzen

Natrium muriaticum

Chronisches Unglücklichsein, gut versteckt unter einer netten, glatten Oberfläche. Selbständig, effizient, verläßlich und pünktlich, ehrlich und loyal – aber mit einer etwas freudlosen und rigiden Seite, die sich oft nur in einer gewissen emotionalen Nüchternheit zeigt. Kann wegen altem, aber unvergessenem Kummer, wegen wiederholter Enttäuschungen die gegenwärtigen Geschenke des Lebens nicht voller Freude annehmen und genießen, sondern hegt insgeheim eine pessimistische Erwartungshaltung. Trotz eigener feiner Zurückhaltung sehr aufgeschlossen für die Probleme anderer. Kann nicht weinen oder nur, wenn allein. Verbirgt ihre tiefsten Gefühle, weil sie nicht getröstet oder bemitleidet werden will. Braucht frische, kühle Raumluft und regelmäßigen Spaziergang oder Sport. Direkte Sonne wird schlecht vertragen. [Alle möglichen Beschwerden, zurückgehend auf (Liebes-)Kummer, Verlust oder Enttäuschung: Übelkeit und Erbrechen, Kopfschmerzen, Rückenschmerzen, Magen-Darm-Probleme usw. Abneigung gegen Sex bei emotionaler Verschlossenheit aufgrund eines Kummers. Schmerzen beim Sex, vaginale Trockenheit, Vaginitis. Appetit auf Salziges und Saures, Abneigung gegen schleimige, fette Speisen. Angst vor Räubern, Klaustrophobie.]

Introvertiert; will nicht getröstet werden

39

Pulsatilla

Anpassungs-
bereit; sucht Halt
im Partner

Warmes, entgegenkommendes Wesen. Scheut Auseinandersetzungen, braucht Harmonie und Idylle. Sucht Halt im Partner und paßt sich an, oft auf Kosten der Selbstbehauptung und des Selbstbewußtseins. Fühlt sich in der Schwangerschaft oft besonders einsam und verlassen. Weint viele sanfte Tränen. Starkes Bedürfnis nach Trost und Anteilnahme und generelle Besserung davon. Andererseits gelegentlich dickköpfig und manipulativ. Wechselhafte Stimmungen und Symptome. Warme, stickige Raumluft ist unerträglich, muß Fenster öffnen oder an die frische Luft gehen. Kein Durst, muß sich ans Trinken erinnern. [Generell eher viel Lust auf erotischen Austausch, mehr als auf Sex an sich. Manchmal Neigung zu Dogmatismus.]

Staphisagria

Unterdrückung,
Depression

Entgegenkommendes, freundliches, romantisches Wesen. Mangel an Selbstbewußtsein; unfähig, für sich einzutreten oder sich durchzusetzen. Schluckt Ärger hinunter oder spürt ihn gar nicht; nimmt Beleidigungen und Demütigungen in Kauf, wenn das nach langer Zeit nicht mehr geht, kommt es zum explosiven Ausbruch, wobei sie mit Gegenständen wirft oder werfen möchte. Depression. Persönliche Geschichte von sexuellem Mißbrauch oder anderen schweren »schneidenden« Eingriffen in die Seele (Staphisagria hilft körperlich bei Schnittwunden und Operationen). Auch eine aktuelle von entwürdigender Unterdrückung geprägte Situation kann mit Hilfe von Staphisagria oft beendet werden. [Starkes sexuelles Verlangen, viele sexuelle Phantasien, häufiges Masturbieren. Neigung zu Blasenentzündung. Neigung, laut zu sich selbst zu sprechen. Tagsüber schläfrig, nachts schlaflos, ein Mittagsschlaf verschlimmert den Zustand.]

Nux vomica

Überreizung,
Streß, Überemp-
findlickeit

Der Nux-vomica-Zustand wird ausgelöst von einer bestimmten Art von Übertreibung: zuviel Arbeit, zuviel gutes Essen, zuviel Lärm, zu viele Medikamente, zuviel Ärger. Der Organismus kann nicht mehr mithalten und reagiert genervt, gestreßt, überreizt. Alles wird zuviel, die Schwangere reagiert aggressiv und angespannt. Fühlt sich leicht angegriffen und erträgt keinen Widerspruch. Fehlende Toleranz für andere. Morgenmuffel. Fröstelnd. Beschwerden nach Zorn, Angst, Schreck; schlimmer morgens, nach dem Essen, bei Kälte und Zugluft, Schlafmangel. Generell besser durch Ruhe, Stuhlgang, Wärme. [Körpersymptome von unausgeglichenen autonomen oder vegetativen Funktionen: Nahrungsaufnahme, Verdauung, Schlaf sind gestört. Neigung zu übermäßigem Alkohol-, Drogen- und Medikamentenkonsum, der nicht bekommt. Aktive Sexualität.]

Cimicifuga

Tiefste, fast hysterische Ängste vor der Geburt oder der Zukunft mit dem Kind. Besessen von fatalistischen Erwartungen, häufig in einer vorausgegangenen schlechten Schwangerschafts- oder Geburtserfahrung begründet. [Kopfschmerzen, Neuralgien oder Rheumatismus. Sich abwechselnde Symptome. Gebärmutterschwäche.]

Große Angst
vor der Geburt

41

Bluthochdruck und EPH-Gestose

Den neuesten Erkenntnissen zufolge lassen sich bedenkliche Eiweißwerte im Urin oft einfach durch eine besonders proteinreiche Ernährung verhindern. Wegen der Ödeme ganz auf Salz im Essen zu verzichten ist weder sinnvoll noch empfehlenswert

Der Blutdruck kann im Laufe der Schwangerschaft durchaus einmal auf 140/90 steigen. Dies erklärt sich aus der erhöhten Blutmenge und ist an sich kein Zeichen für eine krankhafte Entwicklung. Auch daß die Nieren mehr Eiweiß in den Urin abgeben als sonst, liegt an der Blutverdünnung. So kann ein Eiweißwert im Urin (Proteinuria-Wert) bis zu 1+ vorkommen. Leichte bis mittlere Ödeme an den Fußknöcheln, den Händen und im Gesicht sind damit verbunden und normal. Solche Abweichungen von den Mittelwerten müssen nicht zur EPH-Gestose führen. Bei ansonsten guter Gesundheit sind sie mit Homöopathie und einer eiweißreichen Ernährung meistens gut in den Griff zu kriegen. In schwereren Fällen, wenn der Blutdruck auch im Liegen und nach Entspannung stark erhöht ist und gleichzeitig der Eiweißwert im Urin über 1+ steigt, wenn es dabei zu extremen Ödemen kommt und zu einer plötzlichen starken Gewichtszunahme oder zu hyperaktiven Reflexen, ist eine Einweisung in die Klinik sinnvoll, wo mit konzentrierter Eiweiß- und Mineralienzufuhr bei absoluter Bettruhe meistens eine Besserung erreicht wird.

▶ Sorgen Sie dafür, daß Sie beim Blutdruckmessen so entspannt wie möglich sind. Denn der Blutdruck reagiert sofort auf Körperhaltung und -aktivität sowie auf emotionale Anspannung. Schon allein die Angst, daß er sich als zu hoch erweist, kann ihn momentan in die Höhe treiben. Deshalb sollte man auch nicht soviel Gewicht auf einen einzelnen Wert legen.

▶ Bitten Sie darum, daß Ihr Blutdruck im Liegen gemessen wird und daß Sie sich davor kurz ausruhen können. Legen Sie sich auf Ihre linke Seite, und machen Sie während des Blutdruckmessens eine Entspannungsübung. Oft ist schon allein davon sowohl der systolische als auch der diastolische Wert um 10 bis 20 mm niedriger als sonst.

Apis

Nierenentzündung mit hochgradigen Ödemen auch an den Händen und im Gesicht, mit Urinverhaltung, mit Eiweiß im Urin. Hitzeunverträglichkeit. Auffallend durstlos. Sehr schläfrig, gähnt viel. Gleichzeitig große Ruhelosigkeit, ständig aktiv und in Bewegung. (Bei fortgeschrittener Krankheit: gleichgültig, apathisch, benommen.) Berührung, Druck und enganliegende Kleidung sind unangenehm, Sport und Bewegung helfen. [Hat damit Probleme, krank zu sein und sich Ruhe beziehungsweise Behandlung zu gönnen. Ärgert sich leicht, verträgt keinen Widerspruch, ist leicht beleidigt und wird davon krank. Wird krank aus Eifersucht oder durch Verlust des Sexualpartners. Ist ungern allein, braucht Gesellschaft. Wichtig: Apis wirkt langsam, nicht zu früh zu einem anderen Mittel wechseln. Daß Apis wirkt, zeigt sich als erstes am leichteren, häufigeren Urinieren und an der zunehmenden Urinmenge.]

Starke Ödeme;
Urinverhaltung;
kein Durst

Sulphur

Bluthochdruck, Ödeme, Eiweiß im Urin und andere Beschwerden, die für die fortgeschrittene Schwangerschaft typisch, aber im individuellen Fall etwas übertrieben sind. Großer Durst auf kalte Getränke, kräftiger Appetit (oft besonders großer Hunger um 11 Uhr vormittags), Lust auf Süßigkeiten und Alkohol. Wacht nachts häufig auf, schläft aber leicht wieder ein. Sulphur paßt für dynamische, kreative Frauen mit Kompetenz, Engagement und Durchsetzungsvermögen. Sie sind direkt, unkompliziert und eher souverän als arrogant. [Große innere Hitze mit viel Schweiß und Wärmeunverträglichkeit. Kühle Luft ist angenehm; Wärme (Luft, Bettdecke) und langes Stehen sind oft unangenehm. Wenn Sulphur bei hohem Blutdruck angezeigt ist, sind die Nieren meist weniger beteiligt als im typischen Apis-Fall.]

Bluthochdruck;
großer Durst

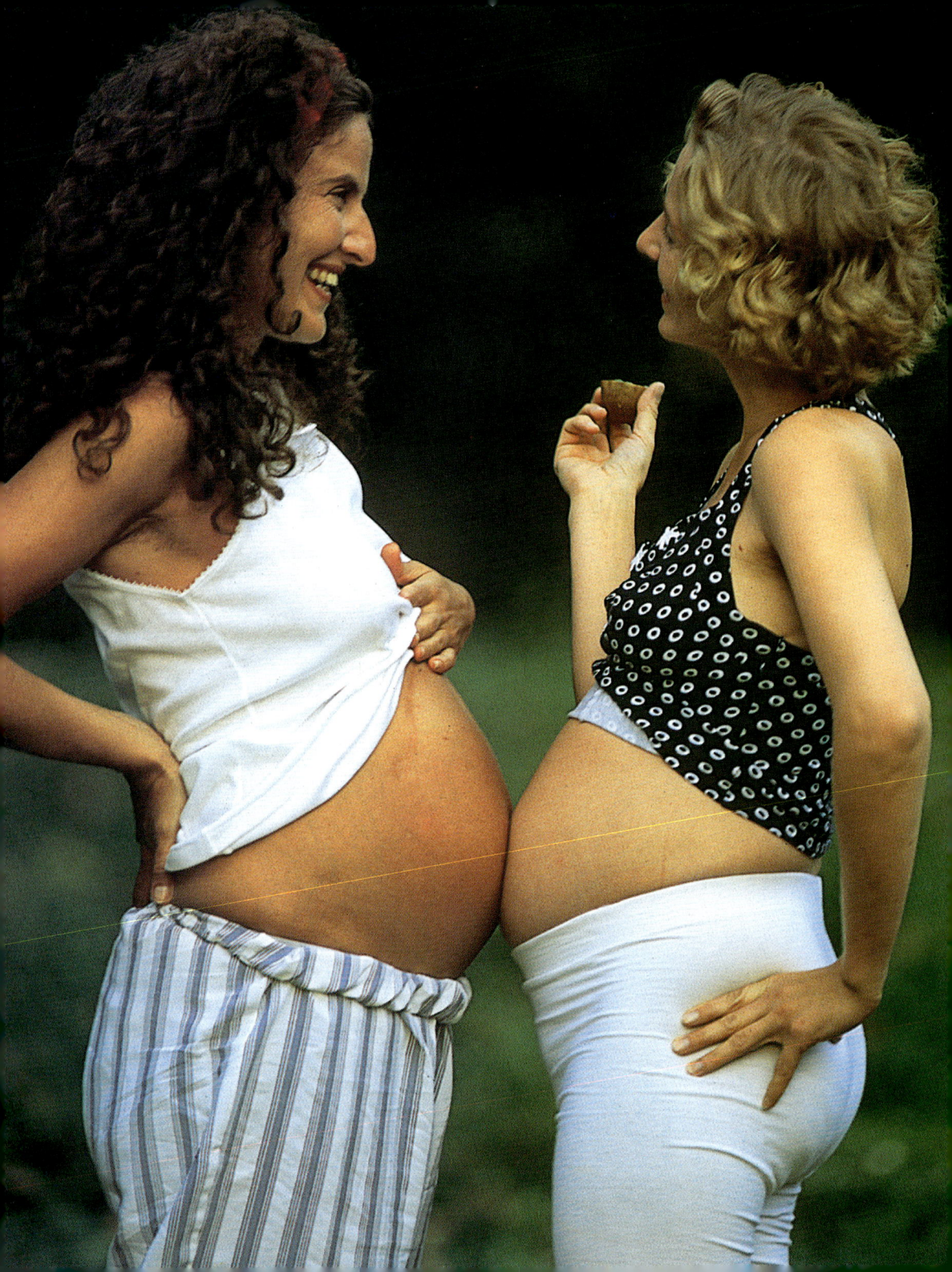

Muskelschmerzen, Ischias

Je mehr das Baby wächst, desto mehr Gewicht hat der Rücken zu tragen; kein Wunder, daß er manchmal schmerzt, wenn er nicht genug Ruhe bekommt. Damit das Baby bei der Geburt mehr Platz hat, beginnt sich das Becken zu weiten; dafür lockern sich die sonst ganz festen Knorpelgewebe, die die Beckenknochen vorn am Schambein und hinten am Kreuzbein miteinander verbinden. Das bringt Kreuzschmerzen mit sich und auch ganz neuartige ziehende Schmerzen vom Schambein in die Leisten hinein.

Auch Ischiasschmerzen erleben viele Frauen jetzt zum ersten Mal. Sie bedeuten, daß das Baby, je nachdem, wie es gerade liegt, auf den daumendicken Ischiasnerv drückt, der vom Kreuzbein aus durch das Becken zum Hüftgelenk und daran vorbei in die Rückseite des Oberschenkels läuft.

Um sich mit Mineralstoffen optimal zu versorgen, sollten Sie Gemüse aus biologischem Anbau vorziehen. Die herkömmlichen Ackerböden sind für Ihre Qualitätsansprüche zu ausgelaugt

▶ Bei Rücken- und Kreuzschmerzen bringen tägliche spezielle Yogaübungen Erleichterung.

▶ Als Soforthilfe: Lehnen Sie sich gegen die Wand, und schieben Sie einen Tennisball hinter die schmerzende Stelle im Rücken. Gehen Sie nun locker in die Knie, und bewegen Sie sich auf und ab, hin und her, so daß der Tennisball Ihren Rücken massiert – genau da, wo es am angenehmsten und am nötigsten ist.

▶ Wenn Sie einen sitzenden Beruf haben, brauchen Sie womöglich einen besseren Stuhl. Physiotherapeuten empfehlen heute häufig den Pezzi-Ball (Sie kennen ihn vielleicht aus dem Geburtsvorbereitungskurs) anstelle des Bürostuhls. Er hilft sehr dabei, daß man locker bleibt und sich nicht im Kreuz versteift.

▶ Bei Wadenkrämpfen und noch viel besser schon zu deren Verhütung: immer wieder zwischendurch Mandeln naschen (besser ungesalzen und ungeröstet). Stecken Sie sich für unterwegs einen Vorrat in die Handtasche.

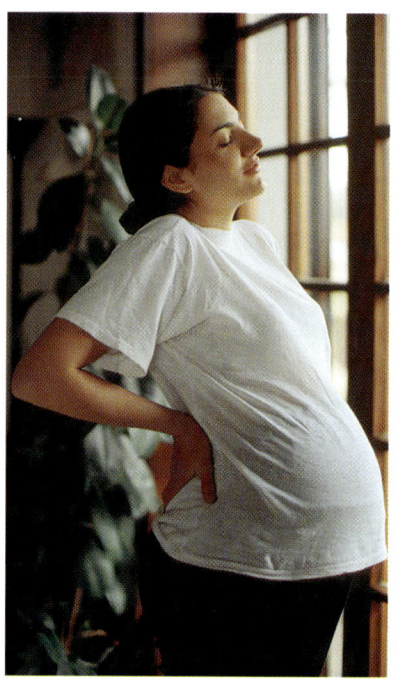

Häufige Wadenkrämpfe können darauf hinweisen, daß ein vorübergehender Mangel an Mineralstoffen herrscht, der sich am einfachsten mit Nüssen und viel grünem Gemüse wieder ausgleichen läßt. Eine verordnete Magnesiumeinnahme ist vom homöopathischen Standpunkt aus nicht ganz unbedenklich, wenn sie über einen Zeitraum von mehr als zwei bis drei Wochen erfolgt.

Alle genannten Beschwerden sind während der Schwangerschaft bis zu einem gewissen Grad unvermeidlich und kein Grund zur Beunruhigung, darüber hinaus können sie mit homöopathischen Mitteln sicher und wirksam erleichtert werden.

Sepia

Nächtliche Wadenkrämpfe; schwere, kalte Beine

Kreuz- und Ischiasschmerzen, gelindert durch starken Druck, Liegen auf dem harten Boden, auf einem Tennisball. Während der Schwangerschaft weniger Ischiasschmerzen als sonst. Viele heftige Wadenkrämpfe, häufig nachts. Tagsüber schwere, kalte Beine mit Spannungsgefühlen, als wären sie zu kurz. Stechende Schmerzen in den Fersen. Sportliche Bewegung verbessert die Beschwerden, Kälte verschlimmert sie. Generell leicht fröstelnd. Häufig linksseitige Symptome. Appetit auf Süßigkeiten und auf Saures (Essig). »Ballgefühl« oder Herabdrängen im Becken oder Rektum. [Oft eine harte, indifferente Haltung oder pathetisch, voller Tränen und Sorgen; besonders unausgeglichen in Phasen des Hausfrauendaseins. Fühlt sich allgemein überfordert und müde, reagiert gereizt und ablehnend auf Partner und Kinder, weil sie sich von ihnen beansprucht fühlt. Abneigung gegen Sex.]

Phosphor

Brennende Ischiasschmerzen, häufig linkssseitig, schlimmer durch Bewegung. Rückenschmerzen besser durch Bewegung. Phosphor paßt für offene, kontaktfreudige, eher zarte Frauen mit sehr lebendiger Vorstellungskraft, die sich leicht ängstigen, aber auch leicht zu beruhigen sind. Sie brauchen viel Kontakt mit Freundinnen und viel Nähe und Intimität mit dem Partner. Generell verschlimmert sich ihr Zustand durch Kälte und Kontakt mit Kaltem, im Liegen auf der schmerzenden, sonst aber auf der linken Seite; durch Hunger und Durst (dehydriert leicht). Wärme (Bett, Wärmflasche), Essen, kalte Getränke, Schlaf, Reiben oder Massage der betroffenen Stelle bessern. [Großer Durst auf kalte Getränke, großer Appetit, auch nachts.]

Brennende linksseitige Ischiasschmerzen; schlimmer durch Kälte

Bryonia

Bryonia paßt für Ischias-, Gelenk- oder Muskelschmerzen mit Verschlimmerung durch jede kleinste Bewegung. Die Schmerzen erzeugen Gereiztheit und das Bedürfnis, in Ruhe gelassen zu werden, um vollkommen still auf der schmerzhaften Seite zu liegen. Die Schmerzen haben schießenden, stechenden Charakter und treten häufiger linksseitig auf. Kreuzschmerzen, die in die Oberschenkel ausstrahlen. Auch im Sitzen oder bei Kontakt mit Kaltem verschlimmern sich die Beschwerden, während Druck auf die schmerzende Stelle hilft. [Trockene Schleimhäute. Großer Durst, trinkt in langen Schlucken viel auf einmal.]

Verschlimmerung durch kleinste Bewegungen

Rhus toxicodendron

Reißende, brennende Kreuz- oder Ischiasschmerzen, häufig linksseitig, ausgelöst durch körperliche Überbelastung, zum Beispiel nach einem Umzug, nach schwerem Heben oder auch durch Durchnässung bei kaltem Regenwetter. Rückenschmerzen nach längerem Stillsitzen; besser durch Bewegung, starken Druck oder kräftige Massage. Wadenkrämpfe schlimmer im Sitzen, nach dem Gehen. Zugluft und Kälte sind unangenehm, ebenso das Liegen auf der schmerzenden Seite. Bewegung (kann nicht stillsitzen), Druck und Wärme (heißes Bad, Wärmflasche, Wetter)

Nach Überanstrengung; schlimmer durch feuchte Kälte

bringen Erleichterung. Die schlechteste Tageszeit ist morgens nach dem Aufstehen. [Neigung zu Arthritis. Aktiv bis ruhelos, sogar im Schlaf, normalerweise fröhlich und humorvoll, leicht abergläubisch.]

Lachesis

Verschlimme-
rung im Schlaf

Schlimmste Ischiasschmerzen häufiger auf der rechten als auf der linken Seite, die sich im Schlaf verschlimmern wie alle Lachesis-Symptome. Deshalb geht es Lachesis immer nach dem Aufwachen erst einmal ganz schlecht. Auch Bewegung verschlimmert, während stilles Liegen an sich bessert. Berührung, schon durch eine Decke und enganliegende Kleidung, ist unerträglich. Generell selbst sehr warm, äußere Wärme ist daher unangenehm. [Neigung zu hohem Blutdruck. Lachesis-Beschwerden bessern sich normalerweise durch jede Art von Ausscheidung. Auch ein starkes Redebedürfnis spricht für die Wahl dieses Mittels.]

Colocynthis

Nach Ärger
oder Kränkung;
besser durch
starken Druck

Ziehende, zerrende, taubmachende Krampf- oder Ischiasschmerzen, die von sehr festem Druck (Ellbogen, Faust) auf die schmerzende Stelle gelindert werden, in geringerem Maße auch von direkter Wärme (Umschläge, Wärmflasche), und die vorwiegend rechts auftreten. Typischerweise ist bei Colocynthis, der Bittergurke, Ärger, Wut oder eine Kränkung vorausgegangen; man ist bitter oder »sauer«. Kälte, Bewegung und leichte Berührungen sind unangenehm; Liegen auf der schmerzhaften Seite, fester Druck und direkte Wärme helfen. [Durchfall mit Kolik.]

Magnesium phosphoricum

Besserung
durch heiße
Umschläge

Neuralgien, Krämpfe und spasmodische Schmerzen überall im Körper: Ischiasnerv, Waden, Unterleib, Hände und Finger, Kopf oder Gesicht, Zähne. Erleichtert durch Wärme (heißes Bad, warme Decke, heißes Getränk, Wärmflasche) und durch festen Gegendruck oder durch festes Reiben. Blitzartige scharfe, schießende Schmerzen, häufig nur auf der rechten Seite, die nachts aus dem Bett treiben. Rechtsseitige Ischiasschmerzen, schlimmer bei Bewegung, besser durch heiße Umschläge und Druck; oft verbunden mit empfindlichen Füßen. Gereizt, empfindlich, manchmal recht ängstlich. Generell Verschlimmerung durch Kälte, kalte Luft und Luftzug, kaltes Wasser. [Bei akuten Schmerzen bis zur Besserung in der Potenz C30 in bis zu dreißigminütigem Abstand einnehmen.]

Lycopodium

Ischiasschmerzen auf der rechten Seite oder von der rechten zur linken Seite wandernd. Bewegung und direkte Wärme helfen gegen den Schmerz; Sitzen, Druck und Liegen auf der schmerzenden Seite sind hingegen unangenehm. Generell fühlt sich Lycopodium morgens nach dem Aufwachen und zwischen 16 und 20 Uhr am wenigsten wohl. [Wer Lycopodium braucht, friert normalerweise leicht, und häufig kehren die Beschwerden periodisch, zum Beispiel alle vier Tage, wieder.]

Besser durch
Bewegung und Wärme; schlimmer durch Druck

Nux vomica

Muskelkrämpfe und Ischiasbeschwerden, Rückenschmerzen nach Überreizung der Nerven und der Sinne. Schlimmer nachts im Bett, beim Liegen auf der schmerzhaften Seite, bei Kälte und Zugluft, nach Schlafmangel, Überarbeitung, Aufregung oder Zorn. Besserung durch Wärme, Ruhe, Stuhlgang. [Morgenmuffel. Neigung zu Verstopfung und Darmkoliken.]

Besser durch
Wärme und Ruhe

Kalium carbonicum

Quälende Schmerzen im unteren Rückenbereich – Kreuzschmerzen und Ischias –, bei denen nur festes Reiben oder starker Gegendruck hilft. Die Kreuzschmerzen treiben nachts aus dem Bett, sind aber auch im Sitzen und beim Gehen nicht besser, nur fortwährende Massage bringt Erleichterung. Trotz der Besserung durch Druck hilft das Liegen auf der schmerzenden Seite bei Ischias nicht. Wadenkrämpfe im Schlaf. Typisch sind die Schlaflosigkeit und Verschlimmerung zwischen 2 und 5 Uhr morgens

Besser durch
kräftige Massage

sowie die große Empfindlichkeit gegen Luftzug und Kälte. Große Lust auf Süßigkeiten. [Menschen, die Kalium carbonicum brauchen, sind vom Typ her konservativ und gewohnheitsliebend; sie verhalten sich gern den Regeln entsprechend. Ihre Gefühle werden von der Vernunft kontrolliert, lediglich ein wundes Gefühl in der Magengrube zeugt oft von einem emotionalen Konflikt.]

Kalium iodatum

Besser durch
Bewegung;
schlimmer
durch Wärme

Schlimmste Ischiasschmerzen, verschlimmert durch Liegen auf der betroffenen Seite und Ruhe, gebessert durch Bewegung und Herumgehen. Die Schmerzen können nachts aus dem Bett treiben. Große Ähnlichkeit mit Kalium carbonicum, aber sehr warmblütig; äußere Wärme ist unangenehm. Der ganze Zustand ist schlimmer zwischen 2 und 5 Uhr, besonders gegen 5 Uhr morgens, aber oft auch kurz nach dem Zubettgehen. [Gereizt und aggressiv, jähzornige Anfälle. Das Mittel in der Potenz C30 einnehmen und nur nach Rücksprache mit einem Homöopathen eventuell wiederholen, da es alte Eiterungen wiederbringen könnte.]

Tellurium

Schlimmer
beim Lachen

Kreuzschmerzen und rechtsseitige Ischiasschmerzen, schlimmer beim Lachen, Husten, Niesen, Stuhlgang, bei Bewegung, nachts im Bett und im Liegen auf der schmerzenden Seite. Häufig verursacht von einer beschädigten Bandscheibe, die den Nerv reizt.

Cuprum arsenicum

Besser im
Stehen

Heftige Wadenkrämpfe nach Mitternacht, besser nur im Stehen. Taubes, lahmes Gefühl in den Beinen. Die Beschwerden sind verbunden mit Nieren- beziehungsweise Magen-Darm-Symptomen (Entzündung, Durchfall, Kolik, wässrige Stühle). [Kalte, klamme Haut.]

Beckenendlage

In den ersten sieben Monaten der Schwangerschaft bewegen sich Babys relativ frei in der Gebärmutter, erst ab etwa der 28. Woche beginnen die meisten, sich endgültig mit dem Kopf nach unten zu senken. Ab der 32. Woche liegen 90 Prozent aller Babys in dieser Lage, die für die Geburt am günstigsten ist, weitere 5 Prozent lassen sich bis zur 37. Woche damit Zeit. Wenn das Baby bei Geburtsbeginn nicht in Schädellage liegt, macht man in den meisten Kliniken routinemäßig einen Kaiserschnitt, vor allem beim ersten Kind. Das ist zweifellos sicher für das Kind, birgt aber eine ganze Reihe möglicher Komplikationen für die Mutter, abgesehen von der Energie, die sie braucht, um sich von der Operation zu erholen, statt die wichtige allererste Zeit mit dem Baby zu genießen.

In der homöopathischen Literatur wird einhellig Pulsatilla als ein Mittel empfohlen, mit dem viele Steißlagen-Babys dazu veranlaßt werden können, sich nach der 32. Woche noch von selbst zu drehen. Der bekannte amerikanische Homöopath und Geburtshelfer Dr. Richard Moskowitz hat in seiner Bostoner Praxis in 40 Prozent solcher Fälle Erfolg mit der Gabe von Pulsatilla und sagt, daß die Wahrscheinlichkeit des Erfolgs im individuellen Fall noch höher liegt, wenn das Mittel zur Gesamtheit der Symptome paßt.

Neben der Homöopathie gibt es noch andere alternative Verfahren, die einem Baby helfen können, in die Schädellage zu gelangen: die »Indische Brücke«, Moxibustion, metamorphische Massage und schließlich die äußere Wendung, die unter bestimmten Voraussetzungen mit Ultraschallüberwachung vom Arzt ausprobiert werden kann.

In Kombination mit der Homöopathie können Sie die »Indische Brücke« gut allein zu Hause machen:

Legen Sie sich auf den Boden, stellen die Beine auf und schieben so viele Kissen unter das Becken, bis Schultern, Becken und Knie eine gerade Linie bilden. Das Becken liegt dabei etwa dreißig Zentimeter höher als die Schultern. Gut geeignet als Unterlage ist auch ein breites Bügelbrett, das man mit einem Ende aufs Sofa legt. Der Sinn dieser Übung, die von

Es lohnt sich, alles zu versuchen, um ein Baby, das in der 32. Woche noch in Beckenendlage liegt (Eintragung im Mutterpaß: BBE), zur Wendung in die Schädellage zu bewegen

Alternative Methoden zur Behebung einer Beckenendlage sind in dem Buch »Mutter und Kind« von Sabine Schwabenthan und Vivian Weigert (Mosaik Verlag) ausführlich beschrieben

Siehe zum
Thema Blutungen auch die Kapitel »Drohende Fehlgeburt« und »Vorzeitige Wehen«

einer Ärztin aus Neu-Delhi entwickelt wurde, liegt darin, dem Baby die Chance zu geben, aus dem Becken nach oben zu rutschen und sich anschließend doch noch in die richtige Lage zu drehen. Wichtig: Machen Sie diese Übung nie mit vollem Magen. Bleiben Sie jeweils 15 bis 20 Minuten in dieser Position. Sie dürfen dabei Ihr Becken auch bewegen, das kann die Wirkung sogar verstärken.

Pulsatilla

Sofern der Gesundheitszustand gut ist, keine besonderen Beschwerden bestehen und keine Symptome vorhanden sind, die auf ein anderes homöopathisches Mittel verweisen, wird empfohlen, Pulsatilla in der Potenz C30 drei Tage lang dreimal täglich zu nehmen, nötigenfalls nach einer Woche gefolgt von einer Gabe C200 und nach einer weiteren Woche von einer Gabe 1M. Es kann sich lohnen, während dieser drei Wochen täglich die »Indische Brücke« zu machen.

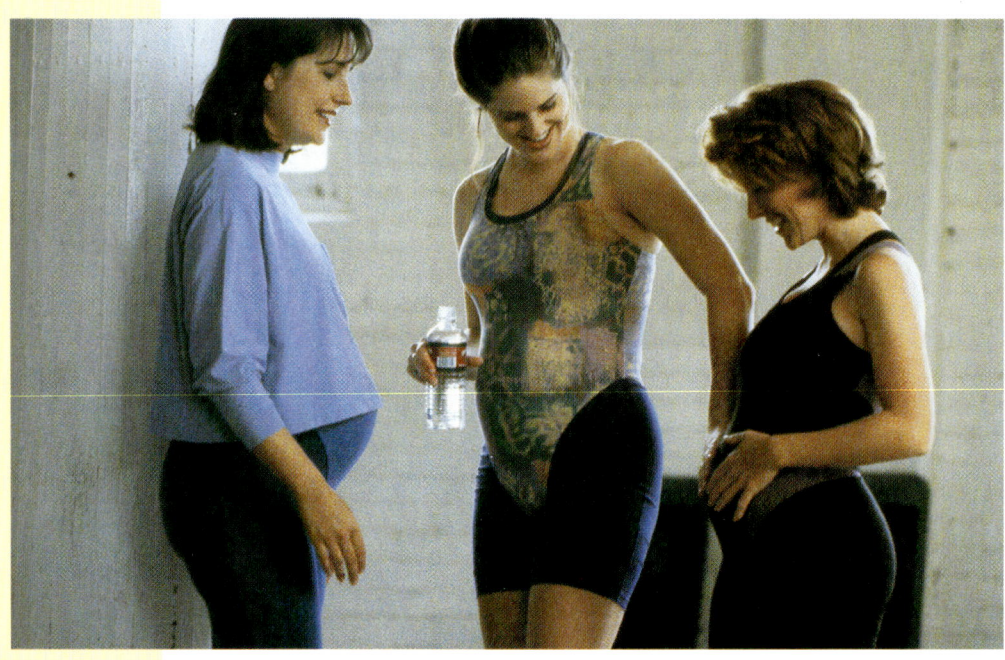

Vorzeitige Wehen

Daß der Bauch ab und zu hart wird, ist in den späteren Monaten der Schwangerschaft bereits ein vertrautes und nicht unangenehmes Gefühl. Es bedeutet, daß die Gebärmutter kontrahiert, das heißt, ihre Muskulatur zieht sich zusammen und entspannt sich dann wieder – eine kleine Probe ihrer großen Kraft.

Alarmierend ist es, wenn aus diesen gelegentlichen Kontraktionen plötzlich regelmäßige, koordinierte Wehen werden, denn das könnte bedeuten, daß das Baby in Gefahr ist, zu früh zur Welt zu kommen. Je früher in der Schwangerschaft das passiert, desto geringer sind seine Überlebenschancen. Ab der 28. Schwangerschaftswoche ist das Baby so weit entwickelt, daß es nach einer Frühgeburt mit intensiver Pflege im Brutkasten weitergedeihen kann, obwohl es erst etwas mehr als 800 Gramm wiegt. Die medizinische Technik ist heute vielerorts sogar schon in der Lage, Babys ab der 25. Woche am Leben zu erhalten, leider meist nur unter hohen Gesundheitsrisiken. Geht eine Schwangerschaft allerdings noch früher zu Ende, spricht man von einer Fehlgeburt, weil für das Überleben des Babys keine Hoffnung besteht.

Vorzeitige Wehen sind meistens ein Signal dafür, daß die werdende Mutter sich nicht genug schont, daß sie sich den Umständen entsprechend zuviel abverlangt und in ihrem Tagesablauf nicht häufig genug für Phasen der Ruhe und Entspannung sorgt. In anderen Fällen von vorzeitigen Wehen liegt die Ursache in einer Schwäche der Gebärmutter: Sie droht, sich unter dem wachsenden Gewicht des Babys vorzeitig zu öffnen. Man spricht dann von Muttermundschwäche (Zervix-Insuffizienz).

Der häufigste Grund für eine Frühgeburt sind Mehrlingsschwangerschaften. Wenn eine Frau Zwillinge oder Drillinge erwartet, erreicht die Gebärmutter vorzeitig eine Größe, die wegen ihrer Relation zur Plazenta wehenauslösend wirkt. Auch bei schwangeren Frauen, die körperlich hart arbeiten, die großen seelischen Belastungen standhalten müssen, und bei Frauen, die ungesund leben, sehr viel rauchen, Alkohol trinken oder andere Drogen nehmen, ist ein erhöhtes Frühgeburtsrisiko stati-

Siehe auch das Kapitel »Drohende Fehlgeburt«

Wieviel Schonung eine Frau für den gesunden Verlauf ihrer Schwangerschaft braucht, ist individuell sehr verschieden. Die werdende Mutter kann sich nicht an anderen orientieren, sondern muß gut auf den eigenen Körper hören

stisch nachgewiesen. In sehr seltenen Fällen kommt es auch vor, daß bestimmte Infektionskrankheiten beziehungsweise hohes Fieber vorzeitige Wehen auslösen.

Bei der Suche nach einer Haushaltshilfe können Sie sich bei Wohlfahrsverbänden beziehungsweise kirchlichen Sozialdiensten (Caritas, Diakonisches Werk) Unterstützung holen oder die Studenten-Jobvermittlung einschalten

▶ Absolute Bettruhe fördert Beruhigung und Entspannung – auch der Gebärmutter. Gerade wenn die vorzeitigen Wehen von einer generellen Überlastung verursacht sind, körperlich wie seelisch, oder wenn eine direkte Überlastung der Gebärmutter der Grund ist, weil sie mehr als ein Baby trägt, wird Ruhe immer guttun.

▶ Bei Muttermundschwäche ist die absolute Bettruhe ebenso wichtig, weil im Liegen das Gewicht des Babys sehr viel weniger auf den Muttermund drückt – dieser Druck ist der auslösende Faktor für Wehen, auch für vorzeitige. Als letztes Mittel wird hier oft eine Cerclage empfohlen, eine Art Naht, die den Muttermund zuhalten soll. Neben ihren Vorteilen birgt sie das Risiko, daß der Muttermund verletzt wird, wenn der anhaltende Druck stärker ist. Dann bilden sich Narben, die während der Geburt große Schmerzen verursachen.

▶ Nehmen Sie von Anfang an Kontakt mit Ihrer Hebamme oder Ihrem Arzt auf. Viele freiberufliche Hebammen bieten in diesem Fall eine ambulante Betreuung an, die Ihnen sogar den anstrengenden Weg in die Arztpraxis ersparen kann. Ihre Krankenkasse übernimmt die Kosten für eine Haushaltshilfe, wenn Sie bereits Kinder haben – erkundigen Sie sich telefonisch.

▶ Läßt sich die Gebärmutter nicht beruhigen, bleibt nur die Einweisung ins Krankenhaus zur intravenösen Verabreichung von wehenhemmenden Mitteln. Wegen ihrer herzanregenden Wirkung werden diese meistens mit Beta-Blockern kombiniert. Auch Magnesiuminfusionen werden vielerorts routinemäßig zusammen mit Wehenhemmern verabreicht, weil man vermutet, daß ein Mangel vorliegt.

Caulophyllum

Sehr scharfe, kurze, aber eher schwache Gebärmutterkrämpfe mit großen Schmerzen im Kreuz und in den Leisten, mit nach unten drängendem, krampfendem Gefühl im Becken, mit Schwäche und innerlichem Zittern. Nadelstichartige Schmerzen in der Scheide, am Muttermund. Eventuell anschließend einsetzende dunkle Blutungen. Wechselhafte Stimmung, nervös, unruhig, mit einer undeutlichen Furcht, daß etwas nicht stimmt. Besserung durch Ruhe und Wärme. [Caulophyllum kann frühzeitig gegeben werden – mehrere Wochen lang täglich in der Potenz C6 oder C12 –, wenn dieser Zustand sich anzubahnen droht oder in der Vergangenheit bereits einmal vorgekommen ist.]

Scharfe, kurze Wehen; Schmerzen in den Leisten

Cimicifuga

Scharfe Schmerzen, die quer durch das Becken schießen. Eine tiefe, fast hysterische Angst vor der Geburt oder vor der Zukunft mit dem Kind, oft aufgrund vorheriger negativer Erfahrungen. Die Cimicifuga-Frau sieht schwarz, »als ob sich eine schwarze Wolke bleischwer über sie legt«. Ihre negative Erwartungshaltung macht sie so unruhig und nervös, daß sie zuviel und ausschweifend redet. [Neigung zu Schlaflosigkeit, zu Muskelzuckungen, zu rheumatischen Schmerzen in den Gliedern.]

Scharfe Wehen schießen quer durchs Becken; tiefe Ängste

Wanzenkraut (Cimicifuga)

Sepia

Vorzeitige Wehen mit allgemeiner Erschöpfung wegen übermäßiger Aktivität, zu vielen Plänen, zu vie-

Kneifende, stechende Schmerzen; Druck nach unten im Becken

len Vorhaben. Plötzliche intensive Kontraktionen, die im Kreuz beginnen. Scharfe, kneifende, stechende Schmerzen, auch in der Scheide. Im Becken ein deutlicher Druck nach unten, der dazu veranlaßt, die Beine zu kreuzen. Frösteln sogar im warmen Zimmer. Großer Appetit auf Saures, Essig, Salatsoßen. [Geht voll im Beruf auf oder ist von Haushaltspflichten ausgelaugt. Will niemanden sehen, reagiert besonders gereizt und ablehnend auf die Ansprüche des Partners und der Kinder. Mangelndes sexuelles Interesse, hat »für die Liebe einfach keine Kraft mehr übrig«.]

Pulsatilla

Gebärmutterschwäche; vorzeitige Öffnung des Muttermunds

Die Wehen haben kein einheitliches Muster, schmerzen mal hier, mal da. Gebärmutterschwäche, vorzeitige Öffnung des Muttermunds. Auch bei Wehen nach einem Unfall, auf Arnika folgend. Kein Durst, Lust auf Süßigkeiten. Weint leicht und läßt sich gern trösten. Starkes Bedürfnis nach Anteilnahme, Anerkennung und Beachtung. Wechselnde Stimmungen. Warme, stickige Raumluft ist unerträglich, Besserung an der frischen Luft. [Verträgt keine fetten, reichhaltigen Speisen, aber liebt Butter, Sahne, Käse, Erdnußbutter und Eiskrem. Neigung zu Blasenbeschwerden.]

Gelsemium

Totale Erschöpfung; Zittern

Gebärmutterkontraktionen mit Rückenschmerzen, mit extremer Schwäche (besonders in den Beinen) und dumpfer Erschöpfung, mit innerem Zittern oder Schütteln. Oft ausgelöst von schlechten Neuigkeiten, von emotionaler Aufregung. [Gelenkschmerzen, Frösteln, Muskelschmerzen wie während einer Grippe. Ein Leitsymptom für Gelsemium sind hängende Augenlider, ein »berauschter« Gesichtsausdruck.]

Nux vomica

Mangel an Ruhe

Vorzeitige Wehen aufgrund von Überreizung (Lärm, Kaffee, Partys usw.), Überarbeitung, Überforderung, Ärger. Wegen hoher Nervosität Mangel an Schlaf, Ruhe und Entspannung. Druck auf Blase und Darm. [Hart-

näckige Verstopfung trotz Drang zum Stuhlgang. Morgenmuffel. Streßge-
plagt, ungeduldig und leicht genervt.]

Rhus toxicodendron

Vorzeitige Wehen in direkter Folge von körperlicher Überbelastung, zum
Beispiel nach einem Umzug, nach schwerem Heben, übermäßigem
Sport usw., mit oder ohne Schmierblutung. [Ruhelos im Schlaf, steif am
Morgen oder nach längerem Stillsitzen. Generelle Verschlimmerung
durch Kälte, Kontakt mit Kaltem oder Naßkaltem, auch durch naßkaltes
Wetter, Zugluft. Besserung durch Bewegung (kann nicht stillsitzen),
Druck, Wärme (heißes Bad, Wärmflasche, Wetter).]

Ruta

Ruta, bekannt als eines der besten Mittel bei akuten Sehnenzerrungen,
wird spezifisch empfohlen, wenn im siebten Monat eine Frühgeburt
droht, sofern die individuellen Symptome nicht auf ein anderes Mittel
verweisen. Für Ruta spricht eine ängstliche, zur Panik neigende Stimmung, eine generelle Neigung zur Steifheit in allen Gelenken und zu Arthritis sowie zu Rücken-, Kreuz- und Ischiasschmerzen. Generelle Verschlimmerung durch kaltes oder naßkaltes Wetter. Besserung im Liegen.

Viburnum

Vorwehen mit Schmerzen, die vom Kreuz durch das Becken zur Gebärmutter und in die Oberschenkel ausstrahlen. Die Frau spürt vielleicht
mehr diese Schmerzen als die Wehen selbst, aber sie zeigen sich am We-
henschreiber und sind konstant, führen zu einer vorzeitigen Öffnung des
Muttermunds und hören eventuell auch nach einer Cerclage nicht auf.
Mit oder ohne Blutung. [Wadenkrämpfe. Schweregefühl in den Beinen.
Druck nach unten im Becken. Eine Seite des Gesichts gerötet. Insgeheim
oft große Angst, das Baby könnte deformiert oder gesundheitlich beein-
trächtigt sein. Oder auch auffallende Sorglosigkeit im Anbetracht der
Kontraktionen, Schmerzen und Blutungen, emotional unbeteiligt.]

Schmerzen
strahlen vom
Kreuz durch das
Becken und ihn
die Beine

Blutungen

Blutungen in der Schwangerschaft sind immer ein Alarmzeichen und Anlaß für eine sofortige ärztliche Untersuchung. Abhängig von ihrer Dauer und Intensität können sie durchaus harmlos sein, aber unter bestimmten Umständen bedeuten sie, daß die Schwangerschaft bedroht ist.

Von einer Schmierblutung spricht man bei schleimigen Blutspuren, wie sie sonst oft zu Beginn und am Ende der Periode auftreten. Sie sind so schwach, daß eine Slip-Einlage als Wäscheschutz genügt.

Kräftigere Blutungen werden medizinisch in »passiv« und »aktiv« eingeteilt, die eine ist eine langsame Sickerblutung, die andere fließt schub- oder gußartig. Beide Arten sind kritisch. Im letzten Schwangerschaftsdrittel können solche Blutungen die Folge von ernsthaften Plazentaproblemen sein – Plazenta praevia oder abruptio –, die normalerweise eine unmittelbare Klinikeinweisung erfordern.

Harmlos ist das sogenannte »Zeichnen« direkt vor Geburtsbeginn: eine leichte Schmierblutung, vermischt mit deutlichen Schleimspuren, die

▶ Jede Blutung in der Schwangerschaft heißt: Sofort die Ärztin oder Hebamme anrufen, die die Schwangerschaftsvorsorge durchführt, und ihren Rat einholen. Je heftiger die Blutung ist, desto weniger Zeit darf verstreichen. Notfalls sofort mit der Klinik Kontakt aufnehmen.

▶ Wenn Sie nicht sicher sind, wie hoch die verlorene Blutmenge einzuschätzen ist, nehmen Sie am besten das Wäschestück oder die Binde, die Sie getragen haben, mit zur Untersuchung.

▶ Unblutiger, wässriger vaginaler Ausfluß bedeutet vielleicht, daß die Fruchtblase gesprungen ist und Fruchtwasser abgeht – auch das ist ein Alarmsignal während der Schwangerschaft und erfordert die unmittelbare ärztliche Beobachtung und Behandlung.

nicht lange anhält. Sie begleitet das Lösen des Schleimpropfs, der den Muttermund verschloß, und bedeutet, daß die Geburt unmittelbar bevorsteht. Bei der Plazenta praevia liegt die Plazenta teilweise oder vollständig vor dem Muttermund. Wenn die ersten Vorwehen in den letzten Schwangerschaftswochen den Muttermund zu dehnen beginnen, löst dies eine »Warnblutung« aus, wie Hebammen sie früher genannt haben. Heute kommt es nur noch selten dazu, weil das Problem mit Ultraschall früh erkannt wird. Dann wird das Baby mehrere Wochen vor dem Geburtstermin mit Kaiserschnitt entbunden, denn beim spontanen Geburtsbeginn käme es zwangsläufig zu einer unstillbaren Blutung.

Die Komplikation der Plazenta abruptio ist ausgesprochen selten: Die Plazenta beginnt schon vor der Geburt, sich von der Gebärmutterinnenwand zu lösen. Solange das Baby nicht geboren ist, kann sich die Gebärmutter nicht kräftig genug zusammenziehen, um die Blutgefäße an der Haftfläche zu schließen; so kommt es zu einer Blutung in die Bauchhöhle. Ihre Anzeichen: unerträgliche Bauchschmerzen. Erst später einsetzende vaginale Blutung. Sofortige Einweisung in die Klinik!

Plazenta praevia – wird meist rechtzeitig durch die Ultraschalluntersuchung erkannt

Plazenta abruptio – erfordert eine unmittelbare medizinische Behandlung im Krankenhaus

Pulsatilla

Schmierblutungen, die sporadisch kommen und gehen. Auch bei Blutungen nach einem Unfall, auf Arnika folgend, wenn indiziert durch weitere Pulsatilla-Leitsymptome: starkes Bedürfnis nach Anteilnahme, weint leicht, Besserung durch Trost. Verlangen nach frischer Luft trotz leichtem Frösteln. Stickige, warme Raumluft ist unerträglich. [Auffallend wenig Durst.]

Sporadische Schmierblutungen

Phosphor

Phosphor paßt für offene, kontaktfreudige, eher zarte Frauen, die leicht Angst bekommen, sich aber auch leicht beruhigen lassen. Starkes Bedürfnis nach Nähe und Intimität in Beziehungen. Sie bluten immer leicht – aus jeder kleinsten Wunde – und haben häufig Nasenbluten. Auch während der Schwangerschaft kommt es deshalb leicht zu Blutungen mit leuchtend rotem Blut ohne Klumpen. [Großer Durst auf kalte Getränke.]

Helle Blutung ohne Klumpen

Sepia

Bedürfnis, die
Beine zu kreuzen

Blutungen während der Schwangerschaft, auch aufgrund von Plazenta praevia. Hellrotes oder auch dunkles Blut, selten mit Klumpen. Stechende Schmerzen in Vagina, Gebärmutter und Eierstöcken. »Ballgefühl« im Becken mit Druck nach unten, das dazu veranlaßt, die Beine zu kreuzen. Frösteln, auch im warmen Zimmer. Mit einem allgemeinen Zustand der Ermüdung beziehungsweise Überforderung; will niemanden sehen. Vor allem im Kontakt mit den Kindern und dem Partner spürt sie am meisten deren Ansprüche und reagiert darauf gereizt und oft ablehnend.

Sabina

Helle, schwall-
artige Blutung
mit Klumpen

Hellrotes, heißes, dünnes Blut, das oft schubweise im Schwall kommt, vermischt mit großen dunklen Klumpen, verschlimmert durch die kleinste Bewegung, aber paradoxerweise gebessert von einem leichten Spaziergang an der frischen Luft. Dabei starke Schmerzen im Unterleib, die in Wellen (synchron mit den Blutungen) vom Kreuz- zum Schambein ziehen. Schmerzen im Rücken und in den Beckenknochen, »als ob die Knochen aufbrechen würden«. Nach oben schießende Schmerzen in der Vagina. Alle Schmerzen kommen plötzlich und gehen allmählich.

Belladonna

Plötzliche, hef-
tige Blutung

Plötzliche intensive Blutung mit tiefrotem heißem Blut. Kalte Hände und Füße, aber ein heißes, gerötetes Gesicht mit glänzenden Augen und vergrößerten Pupillen. [Will Ruhe haben und neigt zum Delirium.]

Ipecacuanha

Mit schneiden-
den Wehen in
Nabelhöhe

Hellrotes Blut kommt in Güssen, mit krampfenden, schneidenden Wehen im Nabelbereich. Mit Atemnot und Ohnmachtsneigung. [Oft ergänzt durch die für Ipecacuanha typische Übelkeit, man braucht jedoch für die Verordnung hier nicht darauf zu warten.]

Secale

Sickernde Blutung aus der Gebärmutter, meistens mit sehr dunklem, fast schwarzem dünnem Blut. Seltener: helleres Blut, vermischt mit Klumpen. Anhaltende, nach unten drückende Gebärmutterkrämpfe. Dabei ist der Frau heiß, obwohl ihre Haut objektiv kalt ist, und sie verträgt keine Wärme. Besserung durch Kälte, Abdecken, frische Luft. Gleichgültige, entmutigte Stimmung oder auch nervös und reizbar.

Dunkle, leichte Blutung; große innere Hitze

Erigeron

Hellrote leichte Blutung, die sich bei Bewegung und bei jeder kleinen Anstrengung verstärkt. Oft seit Beginn der Schwangerschaft hellrote tröpfelnde Schmierblutung. Besserung durch Bettruhe. [Reizung von Blase und Rektum. Schmerzen beim Wasserlassen. Schmerzen im linken Eierstock und in linker Hüfte.]

Helle, sickernde Blutung; besser durch Bettruhe

Aconitum

Plötzliche heftige Gebärmutterblutung nach einem riesigen Schreck oder einem schockierenden Ereignis (zum Beispiel nach Miterleben eines Unfalls). Verbunden mit (Todes-)Angst, großer Ruhelosigkeit, prallem Puls und hellrotem Blut, das sich in Schwällen ergießt.

Nach Schreck oder Schock

Arnika

Gebärmutterblutung nach einem Unfall, nach einem Sturz oder Fall oder einem heftigen Stoß gegen den Körper. Die Arnika-Patientin wirkt nach einem Unfall wie unter Schock und behauptet, es gehe ihr gut, obwohl dies objektiv nicht sein kann.

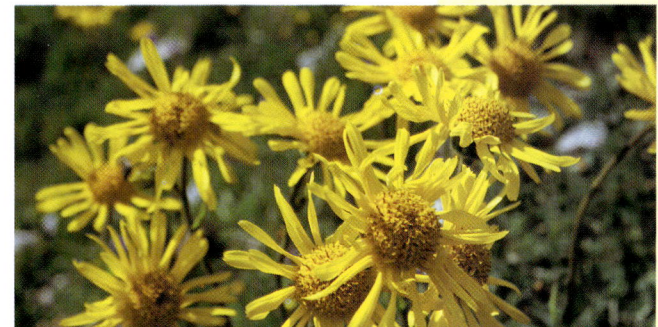

Arnika

Übertragung:
Wenn sich das Baby verspätet

Fälle von echter Übertragung des Babys sind in Wirklichkeit rar

Wird der berechnete Geburtstermin um ein paar Wochen überschritten, liegt das selten am Baby, sondern meistens daran, daß sich der tatsächliche Zeitpunkt der Geburt nicht genauer vorausberechnen läßt. Demgegenüber fürchtet man das echte Übertragen, weil die Plazenta aufhört, das Baby ausreichend zu versorgen, sobald es geburtsreif ist. Käme es dann nicht zur Welt, wäre es nach einiger Zeit unterernährt. Es bliebe dem Arzt nichts anderes übrig, als die Geburtswehen mit künstlichen Hormonen einzuleiten

Heute lassen sich die Plazentafunktion und die Verfassung des Babys mit verschiedenen Tests gut überwachen, die regelmäßig gemacht werden, sobald der voraussichtliche Geburtstermin um eine gewisse Zeit überschritten ist. So brauchen sich werdende Eltern keine Sorgen zu machen.

Die Homöopathie kennt Mittel, die ein Übertragen des Babys verhindern

Welche Faktoren bei einer echten Übertragung das Einsetzen der Geburt blockieren, liegt weitgehend im dunkeln. Man weiß, daß unter anderem sowohl Angst oder Streß auf seiten der Mutter als auch rein körperliche Umstände, zum Beispiel eine Überdehnung der Gebärmuttermuskulatur, geburtskräftige Wehen verhindern können. Zwei homöopathische Medikamente – Caulophyllum und Pulsatilla – sind dafür bekannt, daß sie in Fällen, in denen eine Neigung zur echten Übertragung besteht, für einen rechtzeitigen Geburtsbeginn sorgen können.

Alte Hebammentips zur Anregung von Geburtswehen, wenn der Termin überschritten ist:
- Ein möglichst heißes Vollbad nehmen
- Mit einem milden Abführmittel die Darmperistaltik anregen
- Einen Abend lang ausgelassen tanzen
- Sich in der Missionarsstellung lieben, damit die Prostaglandine im Sperma ganz nahe an den Muttermund kommen

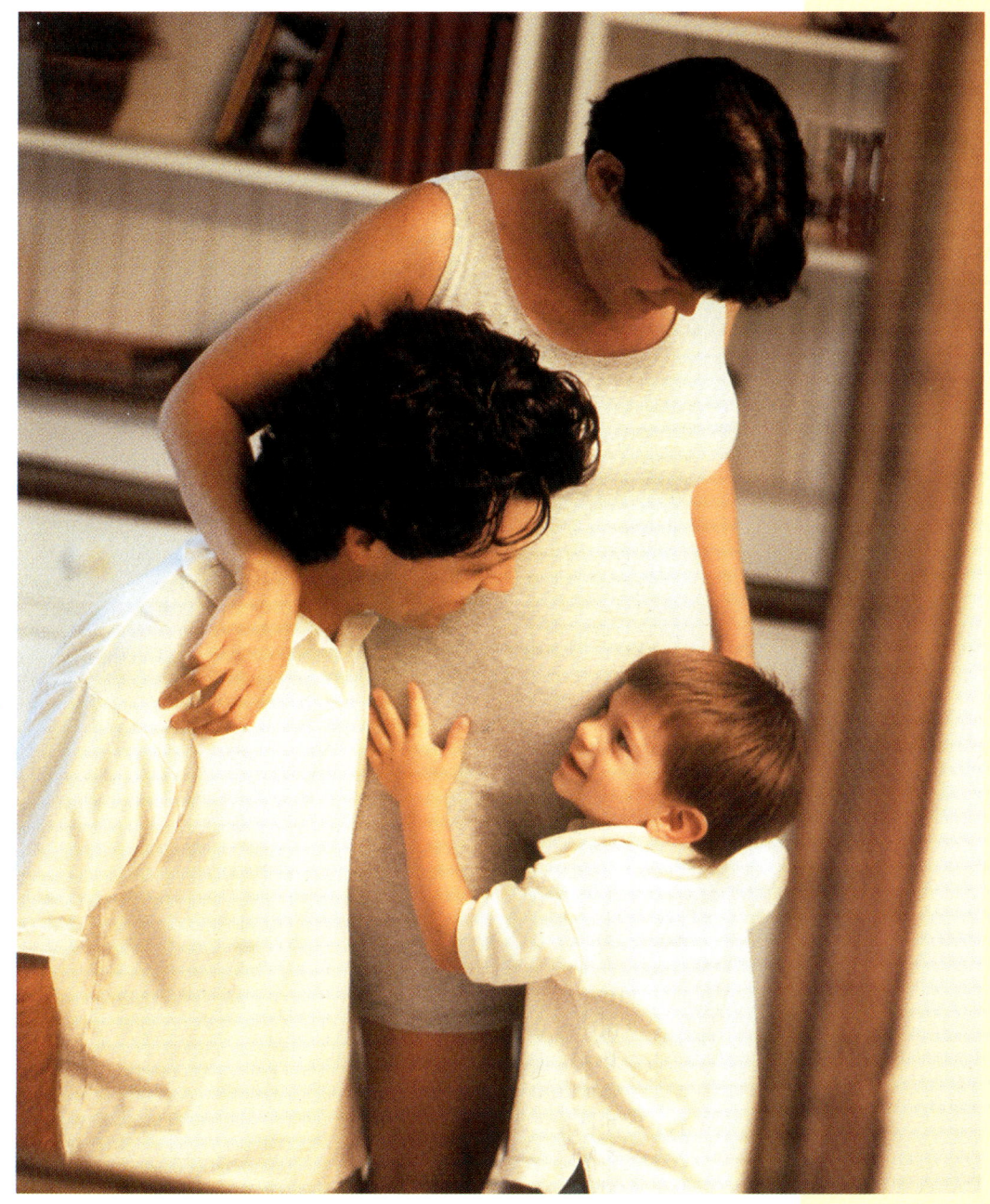

Caulophyllum

Erleichtert die Geburt; Homöopathie sollte jedoch nie ohne Indikation genommen werden

Caulophyllum wird wegen seiner nachgewiesenen geburtsfördernden Wirksamkeit von manchen Homöopathen im letzten Schwangerschaftsmonat vorbeugend jeder Frau verabreicht. Sie stützen sich dabei auf die alte Ansicht, daß es positiv ist, damit die durchschnittliche Geburtslänge zu verkürzen und das Risiko für ernsthafte Komplikationen zu verringern – dies vor allem beim ersten Kind, wenn die Aufregung und die Angst vor dem Unbekannten als zusätzliche Risikofaktoren hinzukommen könnten. Aber andere namhafte Homöopathen unserer Zeit, zum Beispiel der Bostoner Geburtshelfer Dr. Richard Moskowitz oder die kalifornische Hebamme Ananda Zaren, raten ernsthaft davon ab, homöopathische Medikamente ohne individuelle Indikation über längere Zeiträume hinweg einzunehmen. Die Mittel könnten dann nämlich genau dieselben Symptome zum Vorschein bringen, für die sie ansonsten hilfreich sind.

Nur wenn eine Frau bei einer früheren Geburt bereits entsprechende Komplikationen hatte, empfiehlt Dr. Moskowitz, während der letzten zwei bis vier Wochen vor dem Geburtstermin täglich Caulophyllum C6 oder C12 einzunehmen, was dann häufig zu einer rascheren und sichereren Geburt verhilft.

Pulsatilla

Kann für den rechtzeitigen Geburtsbeginn sorgen

So wie Pulsatilla oft die Periode auslöst, wenn sie wegen emotionaler Aufregung oder aus Angst vor einer ungewollten Schwangerschaft nicht kommt, kann dieses Mittel unter Umständen auch für einen rechtzeitigen Geburtsbeginn sorgen und eine echte Übertragung verhindern. Andere typische Pulsatilla-Symptome sollten ebenfalls vorhanden sein: zu Tränen neigende und nach Trost verlangende Stimmung, die Verschlimmerung in warmen Räumen und das starke Bedürfnis nach frischer Luft, auffallende Durstlosigkeit (muß sich ans Trinken erinnern), Unverträglichkeit von fetten Speisen. Sofern nicht bereits in früheren Schwangerschaften eine Neigung zur Terminüberschreitung bestanden hat, sollte man mit der täglichen Einnahme bis zum Geburtstermin warten, es sei denn, das Verstreichen des Gebärmutterhalses oder das Senken des Babys (beim ersten Kind) zeigen bereits eine Tendenz zur Verzögerung.

III. Geburt

Geburtsbeginn

Siehe auch das Kapitel »Wehen«

Man spricht von einem vorzeitigen Blasensprung, wenn Fruchtwasser bereits am Beginn der Geburt und nicht erst, wie beim rechtzeitigen Blasensprung, gegen Ende der Eröffnungsphase austritt

s gibt drei mögliche Signale dafür, daß die Geburt beginnt. Am häufigsten ist es, daß kräftige Wehen einsetzen, die sich deutlich von den Vorwehen der letzten Schwangerschaftswochen unterscheiden. Relativ selten bemerkt eine Frau als erstes den Abgang des leicht blutigen Schleimpropfs, der zeigt, daß der Muttermund sich zu öffnen beginnt. Meistens löst sich dieser Schleim erst etwas später während der Eröffnungsphase.

Die dritte, gar nicht so seltene Möglichkeit ist, daß als erstes die Fruchtblase platzt, die das Baby innerhalb der Gebärmutter umhüllt, so daß Fruchtwasser langsam tröpfelnd oder auch in einem größeren Schwall aus der Scheide kommt. Fruchtwasser wird übrigens auch noch während der Geburt nach einem Blasensprung ständig neu gebildet.

Es kommt übrigens sehr selten vor, daß die Fruchtblase platzt, während die Schwangere gerade unterwegs ist; seltsamerweise passiert ein vorzeitiger Blasensprung fast immer im eigenen Zuhause. Für den Fall des Falles nehmen viele Frauen kurz vor dem Geburtstermin vorsichtshalber immer eine Monatsbinde mit, wenn sie die Wohnung verlassen.

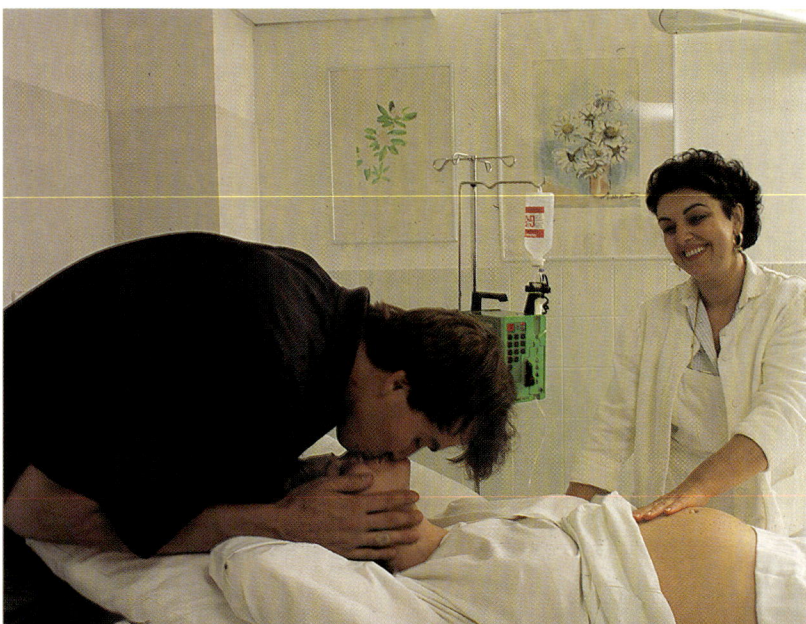

Vorzeitiger Blasensprung

Solange die Fruchtblase intakt ist, liegt das Baby darin in einem vollkommen keimfreien Raum. Durch die kleine Öffnung können nun Keime aus der Scheide zum Baby aufsteigen. Deshalb gilt der Blasensprung immer als Geburtsbeginn: Das Baby muß in absehbarer Zeit zur Welt gebracht werden, sonst wäre es bald einer Infektion ausgesetzt. Die Wehen werden auch meistens innerhalb weniger Stunden kräftig spürbar, insbesondere wenn das Fruchtwasserpolster vor dem Köpfchen des Babys fehlt, so daß es direkter auf den inneren Muttermund drückt und damit mehr Wehenhormone auslöst.

Wie lange andernfalls auf spontane Wehen gewartet werden kann, hängt ganz von der Situation und der Erfahrung der Geburtshelferin ab. Meistens läßt man 12 bis 24 oder noch mehr Stunden verstreichen, bevor man zu künstlichen Wehenhormonen greift, um die Geburt einzuleiten. Während dieser Zeit werden in regelmäßigen Abständen die Temperatur der Mutter und die Herztöne des Babys überprüft, weil die Hebamme anhand dieser Werte eine beginnende Infektion früh erkennen kann.

Oft werden zur Vorbeugung gegen eine Infektion Antibiotika empfohlen. Dies ist jedoch ein fragwürdiger Schritt, denn Antibiotika greifen auch unsere körpereigenen gesunden Keime an, und gerade die halten fremde Erreger normalerweise sehr wirksam in Schach. Da ist es wohl sinnvoller, die körpereigene Infektionsabwehr mit regelmäßigen hohen Gaben von Vitamin C zu stärken, zum Beispiel 500 mg alle ein bis zwei Stunden. Zusätzlich kann ein Echinacea-Präparat eingenommen werden.

Die Überwachung der kindlichen Herztöne ist auch noch aus einem anderen Grund wichtig: Das herausfließende Fruchtwasser könnte die Nabelschnur vor den Muttermund spülen, vor allem wenn es in einem Schwall kommt. Hieran muß immer dann gedacht werden, wenn das Kind in Beckenendlage liegt, doch auch in Schädellage ist es nicht ganz ausgeschlossen. Die Hebamme wird deshalb vielleicht der werdenden

Der Blasensprung markiert in jedem Fall den Beginn der Geburt, die notfalls künstlich eingeleitet wird, um der dem Baby drohenden Infektionsgefahr vorzubeugen

Mutter empfehlen, vorläufig auf aufrechte Körperhaltungen zu verzichten, bis der vorangehende Körperteil so fest im Beckeneingang sitzt, daß die Nabelschnur nicht mehr vorfallen und eingeklemmt werden kann.

▶ Fruchtwasser läßt sich leicht von Harn unterscheiden: Während es herausfließt, können Sie es nicht aufhalten, auch wenn Sie die Schließmuskeln anspannen. Es riecht leicht süßlich, ist klar bis milchig, eventuell mit schwach rötlichen Blutspuren versetzt. Sollte es allerdings grünlich sein, bedeutet dies, daß das Baby unter Streß war und umgehend geprüft werden muß, wie es ihm geht.

▶ Nehmen Sie bei einem vorzeitigen Blasensprung in jedem Fall Kontakt mit Ihrem Arzt oder Ihrer Hebamme auf, und richten Sie sich nach deren Anweisungen. Nur selten ist es erforderlich, gleich direkt in die Klinik zu kommen.

Caulophyllum

Homöopathische Medikamente können helfen, die Wehen anzuregen, aber um das Similimum zu finden, braucht man eindeutige Symptome. Man denkt dann vorwiegend an die Mittel, die auch bei Geburtsstillstand in der Eröffnungsphase (siehe unter »Wehen«) häufig in Frage kommen: Belladonna, Cimicifuga, Kalium carbonicum, Pulsatilla, Sepia und insbesondere Caulophyllum.

Manche Homöopathen geben zur Tonisierung der Gebärmutter bei vorzeitigem Blasensprung mehr oder weniger routinemäßig Caulophyllum in einer niedrigen Potenz, zum Beispiel D6, stündlich eine Gabe.

Wehen

Während der Schwangerschaft konzentriert sich die Kraft der Gebärmutter mehr in ihrer unteren Hälfte, die das Baby trägt, und im Gebärmutterhals. Zur Geburt hin verlagert sich ihre Energie dann mit den Vorwehen mehr und mehr nach oben; der Gebärmutterhals (Portio) wird flacher und verstreicht, während sich die seitlichen und oberen Muskelwände verdichten.

Geburtswirksame Wehen unterscheiden sich von den Vorwehen darin, daß sie mindestens 30 bis 40 Sekunden dauern und regelmäßig kommen, wobei sich ihre Intensität steigert.

Diese Wehen verkürzen die Gebärmutterwände, so daß sich der Muttermund allmählich öffnet, und schieben das Baby im Verlauf der Geburt in einer halben Spiraldrehung durch das Becken und schließlich, in der Austreibungsphase, durch die Scheide hindurch.

Gute Geburtswehen sind im oberen Teil der Gebärmutter, dem Fundus, am kräftigsten. Wenn man während der Kontraktionen die Hände auf den Bauch legt ist dies deutlich zu spüren

▶ Aufrechte Körperhaltungen unterstützen die Wehentätigkeit und bringen die Eröffnung rascher voran: Durch die Schwerkraft verstärkt sich der Druck des Babys auf den Muttermund, und das steigert die Produktion des Wehenhormons Oxytozin.

▶ Liegende Körperhaltungen verringern die Kraft der Wehen, weil das Baby weniger auf den Muttermund drückt. Auch dies ist unter Umständen wünschenswert, zum Beispiel wenn die Wehen wie im Sturm kommen und die Geburt zu schnell geht. Legen Sie sich dann auf die Seite, nie auf den Rücken (das Gewicht des Babys und der Gebärmutter würde zu stark auf große, wichtige Blutgefäße drücken).

▶ Andere Faktoren, die wehenhemmend wirken können: der Ortswechsel von zu Hause in die Klinik; emotionale Anspannung, zum Beispiel durch Unruhe im Entbindungszimmer, durch den Schichtwechsel der Hebamme, durch Meinungsverschiedenheiten. Auch konventionelle Beruhigungs- oder Schmerzmittel schwächen die Wehen.

Eine homöo-
pathische Be-
handlung ist
sinnvoll bei er-
folglosen oder
extrem schmerz-
haften Wehen in
der Eröffnungs-
phase und bei
Wehenschwäche
in der Austrei-
bungsphase.
Jedes der be-
schriebenen Mit-
tel kann in jeder
Phase der Geburt
hilfreich sein

Die Abstände zwischen den Wehen können anfangs 10 bis 20 Minuten lang sein; mit der Zeit werden sie immer kürzer, während die Wehen länger werden. Gegen Ende der Eröffnungsphase dauern die Wehen etwa 90 Sekunden und die Pausen dazwischen nur noch etwa 2 Minuten.

Auch wenn die Wehen regelmäßig kommen, geht die Eröffnungsphase nicht unbedingt gleichmäßig voran: Der Muttermund kann sich in einer Stunde mehrere Zentimeter öffnen, oder es kann mehrere Stunden dauern, bis ein Zentimeter geschafft ist. Der gesunde Geburtsverlauf hat innerhalb eines natürlichen Schemas viele Varianten. Ein gutes Beispiel dafür ist die Geburtsdauer: Solange es Mutter und Kind gutgeht, ist von wenigen Stunden bis hin zu mehr als einer Nacht und einem Tag alles normal.

Wie echte Geburtswehen so kommen auch die sogenannten falschen Wehen rhythmisch und kräftig, aber erst wenn sie nach ein paar Stunden oder nach einer Nacht auf einmal wieder aufhören, merkt man, daß die Geburt doch noch nicht begonnen hat. Dieses relativ häufige Phänomen passiert nahe am Geburtstermin, und die echten, geburtskräftigen Wehen, die nicht wieder aufhören, sondern das Baby zur Welt bringen, beginnen tatsächlich meistens nach zwei, drei Tagen. Es ist aber auch möglich, daß eine Art falscher Alarm durch den Berührungsreiz bei einer gründlichen vaginalen Untersuchung während des Vorsorgetermins ausgelöst wird, und in diesem Fall kann es bis zum echten Geburtsbeginn noch mehrere Wochen dauern.

Caulophyllum

Erfolglose
Wehen;
Schwäche

Scharfe, extrem krampfende, oft auch zu kurze Wehen, die sehr qualvoll sind und viel Kraft rauben, ohne die Geburt voranzubringen. Extrem rigider (fester) Muttermund. Eröffnungswehen, die hauptsächlich im unteren Teil der Gebärmutter bleiben, bei eher schlaffem Fundus (oberer Teil der Gebärmutter). Unstabile, unkoordinierte Wehen, die mal hierhin, mal dorthin schießen oder in die Blase, die Leisten, die Oberschenkel ziehen. Austreibungswehen, die die Gebärmutter nicht verkürzen. Die erfolglosen Wehen führen bald zu Schwäche mit innerem Zittern und drohendem Geburtsstillstand (in jeder Phase). Eine Frau, die Caulophyllum braucht, reagiert nicht mürrisch oder hysterisch, sondern eher weinerlich. Sie jammert, aber sie schreit nicht vor Schmerzen. Sie will nicht viel reden, denn sie ist zu entkräftet und schläft oft sogar während der

Wehen. Durstig, fröstelnd und empfindlich gegen Kälte. [Nadelstichartige Schmerzen am Muttermund, in der Scheide. Verträgt keinen Kaffee. Neigung zu arthritischen Beschwerden in Fingern oder Zehen. Caulophyllum wirkt meistens besser, wenn es frühzeitig gegeben wird; bei bereits extremer Schwäche verlangt der Zustand oft eher nach Gelsemium.]

Pulsatilla

Obwohl es in der Austreibungsphase ebenso hilfreich ist, bewährt sich Pulsatilla oft schon in der frühen Eröffnungsphase, und zwar bei ausgesprochener Unregelmäßigkeit und Wechselhaftigkeit der Wehen. Sie sind mal extrem krampfartig, mal schwach, mal zu lang, mal zu kurz, sie können auch mit leichten Blutungen abwechseln und sind qualvoll, ohne die Geburt voranzubringen. Falsche Wehen. Geburtsstillstand aus großer Schwäche mit Ohnmachtsneigung. Besser durch frische, kühle Luft. Weinerliche Stimmung und Besserung durch Trost, Zuspruch und Unterstützung.

Launische Wehen; Gebärmutterschwäche

Chamomilla

Extrem krampfende und qualvolle Wehen bei extrem rigidem Muttermund mit unerträglichen Schmerzen, die die Frau zur Verzweiflung treiben. Sie reagiert mit fauchendem Zorn, alles macht sie wütend, niemand kann ihr etwas recht machen. Ihre Empfindlichkeit ist extrem gesteigert; sie schreit vor Schmerzen bei der vaginalen Untersuchung. Der Wehenschmerz ist in der Gebärmutter zentriert, mit Druck nach unten, und strahlt in den Rücken oder in die Oberschenkel aus. Ruhelos, heiß und durstig, Lust auf kalte Getränke. Es kann auch zum Geburtsstillstand kom-

Chamomilla

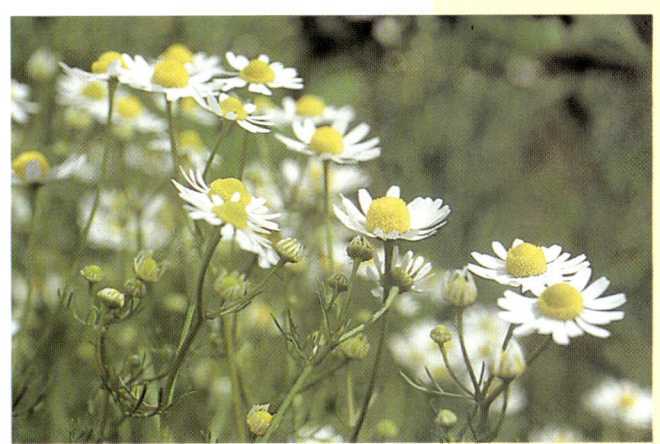

Echte Kamille (Chamomilla)

men. [»Denen, die Schmerzen geduldig ertragen oder resignierend hinnehmen, braucht man Chamomilla nicht zu geben.« (Samuel Hahnemann)]

Cimicifuga

Scharf krampfende, qualvolle Wehen, die quer durch das Becken schießen, manchmal auch in die Leisten und Oberschenkel, ohne die Geburt voranzubringen. Sehr rigider, verspannter Muttermund. Auch falsche, schwache oder unregelmäßige Wehen oder Geburtsstillstand. Typisch sind Krämpfe in Hüften, Waden, Rücken oder Nacken während der Geburt, oft aufgrund von Nervosität und Aufregung. Ruhelos, geräuschempfindlich, fröstelnd. Tiefe, seufzende Atmung zwischen den Wehen; kreischende Schreie während der Wehen. Sehr schmerzempfindlich. Angst, keine Luft zu bekommen, das Bewußtsein zu verlieren, zu sterben. Tiefe, hysterische Angst vor der unmittelbaren Zukunft; »Schwarzseherei«, häufig infolge von konkreten negativen Erfahrungen bei früheren Geburten. [Wenn sich aufgrund dieser Situation schon in der Schwangerschaft tiefe Ängste zeigen, soll – nach einer Empfehlung des bedeutenden Homöopathen Constantin Hering – Cimicifuga in den letzten vier Wochen vor dem Geburtstermin täglich in niedriger Potenz genommen werden, um Komplikationen und eine übermäßig lange Geburtsdauer zu verhindern.]

Belladonna

Sehr krampfartige, qualvolle Wehen, die sehr schnell kommen und gehen. Muttermund sehr rigide, verspannt und unnachgiebig, auffallend heiß und empfindlich. Nach Belladonna verlangen intensive Situationen, wie sie oft in der fortgeschrittenen Eröffnungsphase auftreten; die Frau ist nicht gehemmt, sondern eher wild, sie kann sich mit den Wehen gut gehenlassen, schreien, bewegen. Ihr ganzer Körper pulsiert. Kalte Hände und Füße bei heißem Gesicht mit großen Augen und geweiteten Pupillen. Auch bei falschen Wehen und Geburtsstillstand. [Hoher Blutdruck.]

Sepia

Unerträgliche Schmerzen, sehr krampfartige, extrem qualvolle Wehen, besser durch Wärme (heißes Bad, heiße Umschläge). Erweiterter, halb geöffneter, aber sehr rigider Muttermund. Schmerzhafte Stiche vom Muttermund nach oben. Schwäche im Kreuz. Kalte Hände und Füße. Die für Sepia typischen Empfindungen von Schwere und schmerzhaftem Druck nach unten sind häufiger mit Problemen direkt nach der Geburt verbunden, aber wenn sie während der Geburt auftreten, ist Sepia ebenso nützlich.

Quälende Wehen; besser durch Wärme

Nux vomica

Nux vomica ist während der Geburt in einer bestimmten Situation sehr brauchbar: wenn die gebärende Frau ständig das Gefühl hat, dringend zur Toilette zu müssen, ohne daß sich dann dort etwas tut. Dies kommt von einer Verspannung der Beckenbodenmuskulatur, die den Geburtsfortgang behindert. Sehr schmerzempfindlich. Rigider Muttermund. Später große Schwäche mit Ohnmachtsneigung bei qualvollen, sehr krampfenden Wehen. [Reizbarkeit. Unverträglichkeit von Medikamenten.]

Erfolgloser Stuhldrang

Gelsemium

Totale Erschöpfung aufgrund von extrem qualvollen Wehen mit starkem Zittern, Schlottern der Beine, Muskelschwäche, Nervosität und Frösteln. Extrem krampfende, erfolglose, schließlich auch schwache Wehen. Muttermund erweitert, aber extrem rigide. Die Schmerzen ziehen den Rücken hinauf, und das Baby scheint mit jeder Wehe eher nach oben zu steigen, als nach unten zu sinken. Geburtsstillstand vor Erschöpfung. Müde, schwach, apathisch, benommen; nervliche Anspannung, große Angst vor jeder nächsten Wehe. Angst, es nicht zu schaffen, den Ansprüchen nicht zu genügen. [Gelenk- oder Muskelschmerzen wie während einer Grippe. Besser durch Harnlassen. Durstlos, sollte ans Trinken erinnert werden. Gelsemium ist oft das richtige Mittel, wenn die Symptome an Caulophyllum denken lassen, aber der Erschöpfungszu-

Totale Erschöpfung

73

stand schon zu weit fortgeschritten ist, oder wenn Caulophyllum nicht gewirkt hat.]

Kalium carbonicum

Extreme Schmerzen im unteren Rücken, die nach fortwährender fester Massage oder starkem Gegendruck verlangen, aber sich auch zwischen den Wehen kaum bessern. Diese Schmerzen sind typisch, während sich der Kopf des Babys am Kreuzbein der Mutter vorbeischiebt. Sie sind aber besonders qualvoll und langwierig, wenn das Kind in Hinterhauptslage liegt. Kalium carbonicum kann dann manchmal zur gewünschten Rotation in die Vorderhauptslage führen und auch sonst die Geburt voranbringen, wenn sie in dieser Phase ins Stocken gerät oder zum Stillstand kommt. Deutliche Empfindlichkeit gegen Zugluft und gegen Kälte, Verlangen nach Wärme und ständiger Zuwendung. [Verschlimmerung zwischen 2 und 5 Uhr morgens. Auffällige Selbstbeherrschung, aber auch nörgelndes, unzufriedenes Verhalten. Geräuschempfindlich.]

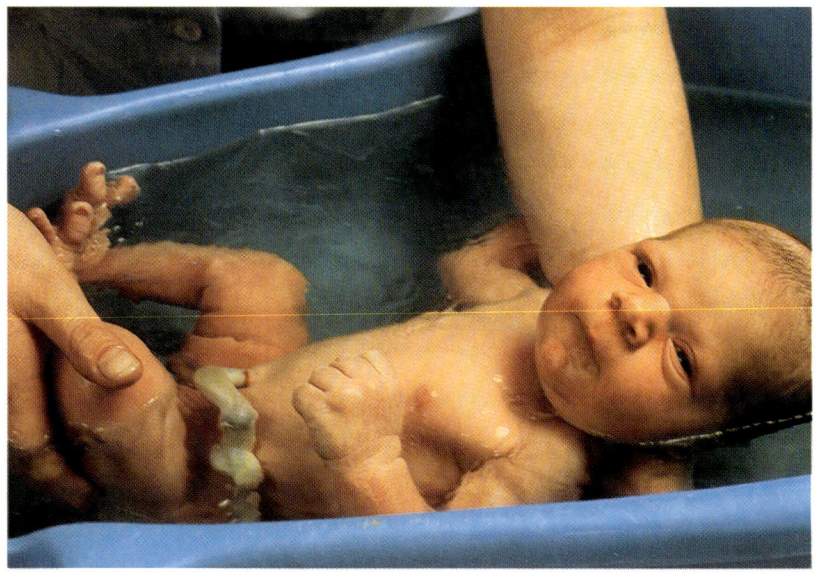

Blutungen nach der Geburt

Kurz nachdem das Baby zur Welt gekommen ist, beginnt die Gebärmutter mit neuen Kontraktionen: Die Plazenta löst sich, was normalerweise mit einem deutlichen Blutschwall einhergeht, und wird mit ein paar kräftigen Wehen ausgestoßen. Weitere Wehen schließen die Gefäße an der Ablösefläche der Plazenta.

Fortwährende Blutungen in der Nachgeburtsphase bedeuten, daß sich die Plazenta nicht vollständig gelöst hat oder daß die Gebärmutter im Anschluß an die Ausstoßung der Plazenta zu schwach (atonisch) ist, um sich kräftig genug zusammenzuziehen. Atonische Nachblutungen sind tückisch, weil die Blutmenge – und damit die Gefahr, in der sich die Mutter befindet – leicht unterschätzt wird.

Homöopathische Medikamente können in der Nachgeburtsphase ebenso nützlich sein wie davor: sowohl um wirksamere Wehen für die Plazentaablösung anzuregen, als auch um die Rückbildung der Gebärmutter zu fördern, sobald die Plazenta da ist. In sehr seltenen Fällen ist zusätzlich eine manuelle oder chirurgische Entfernung der Plazenta, eine Bluttransfusion oder eine andere Notfallmaßnahme erforderlich.

Jede Art von Blutung nach der Geburt erfordert die Wachsamkeit der Hebamme und unter Umständen ein rasches, gezieltes Eingreifen

▶ Wenn das Baby an der Brust saugt, werden Hormone gebildet, die die Gebärmutter zu kräftigen Wehen anregen. Das erste Stillen nach der Geburt unterstützt also die Ablösung der Plazenta und hilft, eine atonische Nachblutung zu vermeiden.

▶ Ein alter, einfacher Trick von Hausgeburtshebammen bei atonischer Gebärmutter: Ein Päckchen Tiefkühlspinat oder einen Beutel Tiefkühlerbsen auf den Unterbauch legen. Die Kälte bewirkt, daß sich die Gefäße zusammenziehen.

Caulophyllum

Dunkel, dünn;
atonisch

Passive Blutung mit dunklem dünnem Blut bei atonischer Gebärmutter. Die für Caulophyllum typische große Erschöpfung kann hier entweder nur die Gebärmutter betreffen, zum Beispiel nach einer besonders kurzen Geburt, oder auch den ganzen Körper wie nach einer besonders langen, schwierigen Geburt oder Austreibungsphase. Auch wenn die Gebärmutter nach der Geburt einfach nicht mehr genug Kraft aufbringt, um die Plazenta abzulösen und auszustoßen, ist Caulophyllum oft das richtige Mittel. Ein weiteres Leitsymptom ist inneres Zittern oder Vibrieren am ganzen Körper, das von außen nicht immer wahrnehmbar ist.

Cimicifuga

Hysterische
Angst

Bei Problemen mit der Plazentalösung denkt man an Cimicifuga, wenn Wehen da sind, die nichts bewirken – mit Schmerzen, die quer durch den Bauch und in die Leisten oder Hüften hineinschießen, begleitet von einem nervösen Redefluß, der eine dahinterliegende tiefe Angst und »Katastrophenerwartung« nur schlecht überdeckt.

Pulsatilla

Wechselhaft;
atonisch

Bei Problemen mit der Ablösung oder Ausstoßung der Plazenta sowie bei wechselnden Blutungen in der Nachgeburtsphase, wenn andere Pulsatilla-Symptome gleichzeitig vorhanden sind: starkes Bedürfnis nach Anteilnahme und Halt, weinerliche Stimmung, Besserung durch Trost. Verlangen nach frischer Luft trotz leichtem Frösteln, Verschlimmerung in stickiger, warmer Raumluft und auffallende Durstlosigkeit.

Sepia

Mit Druck im
Becken

Hellrotes oder auch dunkles Blut, selten mit Klumpen, mit starkem herabdrängendem Druck im Becken oder auch mit tatsächlicher Gebärmuttersenkung. Häufig indiziert, wenn sich die Plazenta nicht oder nur teilweise löst oder wenn sie nicht herauskommt. Frösteln, auch im warmen

Zimmer. Allgemeine Ermüdung beziehungsweise Überforderung. Reagiert gereizt und ablehnend auf den Partner.

Arnika

Heftige Blutungen nach einer sehr kurzen, stürmischen Geburt oder nach einer langen, schwierigen Austreibungsphase sowie nach einer Zangen- oder Vakuumextraktion. Bei atonischer Nachblutung nach Kristellern (wenn die Geburtshelferin durch Druck von außen auf den Bauch bei der Geburt des Babys helfen mußte).

Hell mit Klumpen; nach schwieriger Geburt

Aconitum

Sehr plötzlich und heftig einsetzende Blutung, verbunden mit (Todes-) Angst, großer Ruhelosigkeit, hartem Puls und hellrotem Blut, das im Schwall kommt.

Hell, plötzlich, mit Panik

Belladonna

Plötzliche intensive Blutung. Hell- oder dunkelrotes, auffallend heißes Blut. Bei Belladonna kommen keine Blutklumpen oder nur am Beginn eines Blutschwalls. Kalte Hände und Füße, aber ein heißes, gerötetes Gesicht mit glänzenden Augen und geweiteten Pupillen. [Will Ruhe haben und neigt zum Delirium.]

Hell, plötzlich, heiß

Phosphor

Helles Blut kommt mit jeder Nachwehe in einem leichten Schwall oder auch nur immer wieder zwischen den Wehen. An Phosphor denkt man vor allem, wenn schon vorher eine Neigung zu Blutungen bestanden hat, zum Beispiel häufiges Nasenbluten während der Schwangerschaft.

Hell, in Intervallen

Ipecacuanha

Hell, stetig, stark

Hellrotes Blut kommt in Güssen, oft mit krampfenden, schneidenden Wehen im Nabelbereich. [Atemnot bei großer Schwäche und Ohnmachtsneigung. Die für Ipecacuanha typische Übelkeit kommt oft dazu, man braucht jedoch für die Verordnung hier nicht darauf zu warten.]

Sabina

Hell, plötzlicher Schwall mit großen Klumpen

Heftige schwallartige Blutung. Verzögerte Ablösung der Plazenta. Hellrotes Blut, vermischt mit großen dunklen Klumpen. Oft ist jeder Blutschwall mit den für Sabina typischen Kreuzschmerzen verbunden, die sich wie ein Gürtel zum Schambein ziehen, oder mit Schmerzen in den Beckenknochen. Der Sabina-Zustand verschlimmert sich durch Bewegung und Wärme und verlangt nach kühler, frischer Luft. [Sabina kann auch bei entsprechenden Blutungen helfen, die nicht direkt nach der Geburt, sondern erst später während der Rückbildungsphase auftreten, sowie bei übermäßig lange anhaltendem Wochenfluß.]

China

Dunkel; atonisch

Passive Sickerblutung aufgrund von Erschöpfung oder Schwäche der Gebärmutter mit dunklem Blut. Große Schwäche mit Ohnmachtsneigung, Durst, Frösteln mit Zittern. Besserung durch Wärme. China ist auch das Hauptmittel bei extremer Erschöpfung nach hohem Blutverlust oder bei Verlust von Körperflüssigkeiten allgemein. Sehr berührungsempfindlich. Die Frau fühlt sich total »ausgepumpt« und ist entsprechend gereizt und übersensibel. [Aufgeblähter Unterleib. Eine Hand ist kalt, die andere warm.]

Secale

Dunkel, dünn, sickernd

Passiv sichernde Blutung. Sehr dunkles dünnes Blut. Anhaltender, nach unten drückender Gebärmutterkrampf. Charakteristisch für Secale ist Besserung durch Kälte trotz kalter Haut; innerlich ist der Frau im Secale-

Zustand nämlich extrem heiß. [Secale ist homöopatisch potenzierte Mutterkorntinktur. Mutterkorn – von einem bestimmten Pilz befallener Roggen – wird schon mindestens seit dem Mittelalter benutzt, um nach einer Geburt Gebärmutterkontraktionen und Blutungen zu stillen. Konventionelle Mutterkornpräperate dürfen nie gegeben werden, bevor die Plazenta vollständig ausgestoßen ist, denn sie könnten einen krampfhaften Dauerverschluß der Gebärmutter verursachen, der die Plazenta und selbst kleine Gewebestückchen einschließen würde.

Cantharis

Ist bekannt für seine schmerzerleichternde und heilungsfördernde Wirkung bei Brandwunden und bei brennenden Blasenbeschwerden. In der Geburtshilfe hat Cantharis gezeigt, daß es bei der Ausstoßung der Plazenta und eventuell zurückgebliebener Gewebeteilchen helfen kann, vor allem wenn schneidende, brennende Schmerzen vorhanden sind, die so plötzlich auftreten wie sonst nur Belladonna- oder Aconitum-Symptome. [Cantharis kann die Sekretion der Schleimhäute anregen und soll gegen Unfruchtbarkeit helfen, wenn ihre Ursache der ungenügende Aufbau der Gebärmutterschleimhaut ist.

Plötzlich
brennende
Schmerzen

Geburtsfolgen, Kaiserschnitt

Die Hebamme schützt den Damm während der Austreibungswehen mit der Hand, wenn die Gebärposition dies zuläßt, und legt zwischen den Wehen warme Kompressen auf oder massiert die Scheide und die Schamlippen mit Öl, um das Gewebe noch dehnungsfähiger zu machen

Homöopathische Mittel sind auch dann eine große Hilfe, wenn ein operativer Eingriff – zum Beispiel Zange oder Kaiserschnitt – nötig ist, um den guten Ausgang der Geburt zu sichern oder wenn es während der Geburt des Babys zu einem Dammriß kam.

Der Damm ist das Gewebe zwischen Vagina und After, das beim Durchtritt des Kopfes und der Schultern des Babys maximal gedehnt wird. Bei aller Aufmerksamkeit von seiten der Hebamme läßt sich bei einem kleinen Prozentsatz aller Geburten ein Dammriß nicht verhindern. Kleinere Risse heilen meist gut von allein ab, größere Risse zweiten und dritten Grades müssen anschließend genäht werden. In manchen Fällen ist ein Dammschnitt (Episiotomie) nötig, um den Ausgang für das Baby rasch zu erweitern, zum Beispiel wenn es in Steißlage zur Welt kommt oder wenn in den letzten Minuten der Geburt mit der Saugglocke oder der Zange nachgeholfen werden muß.

Wenn ein Kaiserschnitt notwendig ist, hat man heute meistens die Wahl zwischen einer Vollnarkose oder einer Periduralanästhesie, die nur von der Taille abwärts betäubt, ohne das Bewußtsein zu beeinträchtigen. Bei dieser wird normalerweise dem Vater erlaubt, bei der Geburt anwesend zu sein und gemeinsam mit der Mutter das Baby zu begrüßen.

Empfehlungen der Weltgesundheitsorganisation

▶ Die systematische Durchführung eines Dammschnitts ist nicht gerechtfertigt.

▶ In keinem Teil der Welt sollte die Kaiserschnittrate höher als 15 Prozent betragen. Es gibt keinen Beweis dafür, daß nach einem vorausgegangenen Kaiserschnitt wieder ein Kaiserschnitt nötig ist. Im Normalfall sollte die spontane (vaginale) Geburt unterstützt werden.

Arnika

Arnika kann wahre Wunder wirken, wenn es bei der Geburt des Babys zu leichten Verletzungen gekommen ist. Nach einem Dammriß oder -schnitt sollte es routinemäßig gegeben werden, ebenso bei Quetschungen im Beckenboden oder Dammgewebe und nach Kristellern (nach äußerem Druck auf den Bauch während der Austreibungswehen). Arnika kann aber auch schon während der Geburt mehr oder weniger routinemäßig genommen werden, wenn die Umstände – zum Beispiel ein sehr großes Baby, eine lange und schwierige Austreibungsphase – eine Traumatisierung des weichen Gewebes erwarten lassen. Dies trifft auch zu bei einer eingeleiteten Geburt, bei der Verabreichung von Wehenmitteln oder von Dolantin. Unter solchen Umständen fördert Arnika nicht nur die Wundheilung, sondern stärkt auch das Immunsystem und hilft, Infektionen, Abszesse und septische Zustände mit Benommenheit oder Delirium zu verhüten, so daß Komplikationen in der Wochenbettphase, die oft nach solchen Geburten zu erwarten sind, vermieden werden. Andererseits hilft es auch später noch, solche Komplikationen zu behandeln, vor allem wenn ein zusätzliches Arnika-Symptom vorhanden ist: Man will den Ernst des eigenen Zustandes nicht wahrhaben. [Je schlimmer das körperliche Trauma war, desto höher kann man hier die Potenz wählen oder die Gabe um so häufiger wiederholen. Beim Kaiserschnitt wird Arnika direkt vor und nach der Vollnarkose gegeben beziehungsweise bei örtlicher Betäubung auch während der Operation selbst in regelmäßigen Abständen. Manche Homöopathen empfehlen, Arnika dann zur Vorbeugung immer auch gleichzeitig dem Baby zu geben.]

Erstes Mittel bei jeder Art von Geburtstrauma und -verletzung

Staphisagria

Staphisagria ist das Hauptmittel bei Schnittwunden und wird nach kleineren und größeren chirurgischen Eingriffen aller Art routinemäßig eingesetzt, so auch nach Kaiserschnitt und Dammschnitt. Es reduziert die Schmerzen auf ein Minimum, verhindert Entzündungen und fördert eine rasche Heilung. Hilft auch, wenn es erst später im Wochenbett genommen wird, weil die Wunden schlecht heilen. Die zweite große Indikation für Staphisagria sind Folgen einer gewaltsamen Dehnung von

Nach Damm-schnitt und Kaiserschnitt; im Anschluß an Arnika

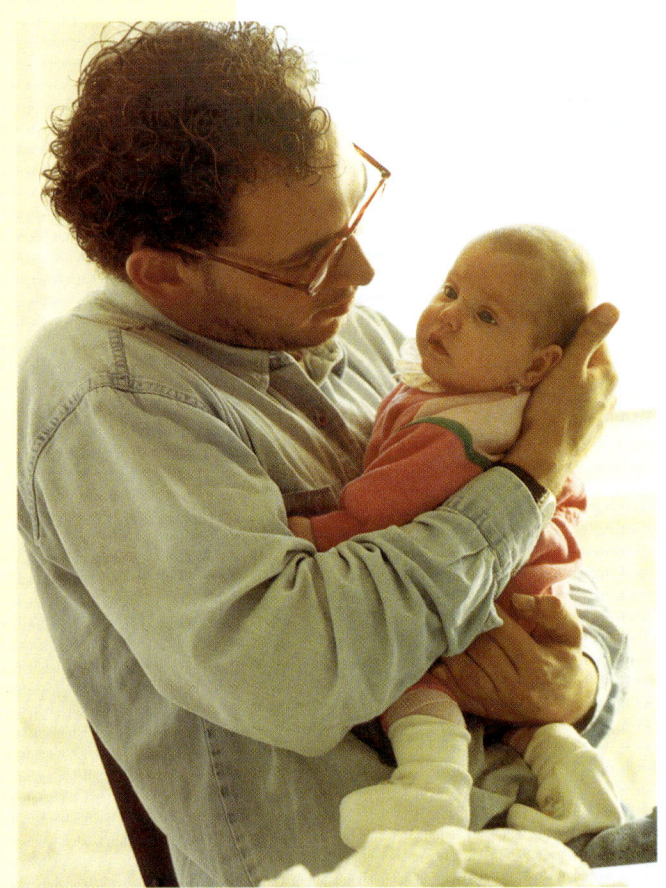

Schließmuskeln, wie zum Beispiel bei der Katheterisierung. Hier lindert es die anschließenden Schmerzen beim Wasserlassen.

Arsenikum

Septische Zustände mit Fieber und den typischen Arsenikum-Symptomen: große Unruhe, Angst, Kälte, Kraftlosigkeit, Durst und brennende Schmerzen, die paradoxerweise durch Wärmeanwendung erleichtert werden. Verschlimmerung nach Mitternacht und durch Alleinsein, braucht ständig Gesellschaft. [Eignet sich auch für ernste fortgeschrittene Zustände.]

Bryonia

Bryonia ist sehr wertvoll bei Bauchfellentzündungen mit heftigen Schmerzen, schlimmer durch jede kleinste Bewegung. Benom-

Schmerzen
schlimmer bei
Bewegung;
braucht Ruhe

menheit. Großer Durst, trinkt in langen Schlucken. Der Bryonia-Zustand entwickelt sich langsam, zum Beispiel steigt das Fieber ganz allmählich im Laufe des Tages. Mürrische oder reizbare Stimmung, will absolute Ruhe haben. [Bryonia fängt oft an zu wirken, wo Aconitum aufhört.]

Opium

Homöopathisch potenziert, hilft dieses große Narkotikum bei allen Leiden, die mit Unempfindlichkeit, Schläfrigkeit und Lähmungen verbunden sind. In der Geburtshilfe denkt man hauptsächlich dann an Opium, wenn es im Anschluß an einen Kaiserschnitt unter Vollnarkose zu Lähmungen des Darms oder der Harnblase kommt, angezeigt durch Stuhl- oder Harnverhaltung.

Stuhl- oder Harnverhaltung nach Narkose

Nux vomica

An Nux vomica denkt man vor allem bei Verstopfung nach der Geburt, wenn viele Medikamente und Schmerzmittel verabreicht worden sind oder eine Anästhesie durchgeführt wurde. Typisch sind hier der erfolglose Stuhldrang und eine allgemeine Überreizung. [Darmkrämpfe.]

Verstopfung, Überreizung

China

China hilft nach Operationen, also auch nach Kaiserschnitt, gegen ständige starke Blähungen, die abgehen, ohne daß sich der Zustand verbessert. Es ist ansonsten das Hauptmittel bei großer Kraftlosigkeit nach Verlust von Körpersäften; es wird daher oft im Wochenbett gebraucht, wenn es während der Geburt zu großem Blutverlust gekommen ist.

Wenn Blähungen nicht bessern

Calendula

Die Ringelblume besitzt große Wundheilkraft. In der Hauptsache wird Calendula äußerlich als Salbe oder in heißen Umschlägen mit verdünnter Tinktur zur Unterstützung der Heilung von Schürfwunden und kleinen Hautrissen verwendet, wie sie nach der Geburt an Scheide und Schamlippen zu finden sind. Wohltuend ist es, direkt nach der Geburt einen Naturschwamm mit einer warmen Calendulalösung zu tränken und auf die Scheide und den Damm zu legen. Auch als homöopathisches Mittel eingenommen, dient Calendula zur Verhinderung von Wundinfektionen im Anschluß an einen Dammschnitt, Dammriß oder Kaiser-

Wundinfektionen

schnitt und kann selbst dann noch helfen, wenn sich solche Entzündungen schon ausgebreitet haben. Calendula gilt als das größte homöopathische Antiseptikum. [Frösteln und Empfindlichkeit gegen kalten Luftzug auch bei warmer Haut. Reizbar, schreckhaft, geräuschempfindlich, nervös, depressiv. Will nichts trinken, und Trinken verschlimmert den generellen Zustand, ebenso wie bewölktes, regnerisches Wetter (Ringelblumen schließen dann ihre Blüten). Folgt gut auf Arsenikum. In Fällen von schon bestehender Wundinfektion kann es erstaunliche Heilerfolge bringen, wenn es in hoher Potenz eingenommen wird.]

Rückbildung der Gebärmutter

In den neun Monaten der Schwangerschaft ist die Gebärmutter zum größten Muskel des Körpers herangewachsen. Nach der Geburt dauert es nur sechs bis acht Wochen, bis sie sich wieder zu ihrer ursprünglichen Größe zurückgebildet hat.

Nach abgeschlossener Rückbildung ist die Gebärmutter wieder ungefähr so groß wie eine Birne und wiegt nur noch ein Zwanzigstel von dem, was sie direkt nach der Geburt wog.

Die gesunde Rückbildung macht sich in den ersten acht bis zehn Tagen nach der Geburt durch Nachwehen bemerkbar, vor allem während des Stillens. Nach dem zweiten Kind sind die Nachwehen kräftiger, während sie viele Frauen nach dem ersten Baby fast nicht spüren. In den ersten vier bis sechs Wochen der Rückbildungsphase wird außerdem die Lochia ausgeschieden, der sogenannte Wochenfluß. Er ist anfangs rot und kräftig, wird etwa ab dem fünften Tag spärlicher, verfärbt sich allmählich bräunlich und gegen Ende der zweiten Woche gelblich. Wenn der Wochenfluß versiegt, ist die Wundheilung der Gebärmutter beendet und der Muttermund wieder geschlossen.

Komplikationen in der Rückbildungsphase zeigen sich oft als erstes in einem zu spärlichen, zu heftigen oder vorzeitig stoppenden Wochenfluß, an ungewöhnlich schmerzhaften Nachwehen oder daran, daß sich die Gebärmutter bei der Tastuntersuchung der Hebamme als zu weich und zu groß erweist. Bei fauligem Geruch des Wochenflusses muß ein Arzt hinzugezogen werden; Fieber, Schüttelfrost, Gelenk- oder Muskelschmerzen zeugen von einer weiter fortgeschrittenen Infektion, und eine druckempfindliche, harte Bauchdecke erfordert die unmittelbare Einweisung ins Krankenhaus zur intensiven medizinischen beziehungsweise chirurgischen Behandlung.

Homöopathische Mittel verhindern im frühen Stadium meist Komplikationen bei der Gebärmutterrückbildung, aber auch in fortgeschrittenen Fällen können sie vom erfahrenen Arzt mit sehr gutem Erfolg zusätzlich zur konventionellen Behandlung eingesetzt werden

Caulophyllum

Atonie; schwa-
cher sickernder
Wochenfluß

Im Caulophyllum-Zustand ist die Gebärmutter weich (atonisch) und der Wochenfluß nur ein schwaches Sickern, das aber zu lange dauert. Mit oder ohne schmerzhaft krampfenden, unkoordinierten Nachwehen. Häufig mit der typischen Schwäche und innerem Zittern oder Vibrieren am ganzen Körper. [Steifheit der Finger: Es schmerzt, die Hand zur Faust zu schließen.]

Pulsatilla

Atonie; unsta-
bile Nachwehen

Neigung zu Gebärmutteratonie mit extrem schwachen, unstabilen Nachwehen. Verbunden mit den typischen Pulsatilla-Symptomen: wein-erliche Stimmung, besser durch Trost, durstlos, Verlangen nach frischer Luft und Unverträglichkeit von stickiger, warmer Raumluft.

Cimicifuga

Lochienstau
nach Aufregung

Extreme Schmerzempfindlichkeit bei den scharf krampfenden Nachwe-hen, die quer durchs Becken schießen beziehungsweise in die Leisten aus-strahlen. Wässrig dünner Wochenfluß mit kleinen Klumpen, der nach Kon-takt mit Kälte oder nach emotionaler Aufregung plötzlich aussetzen kann. Brennende Schmerzen in der linken Brust. [Cimicifuga ist häufig auch bei psychischen Problemen im Wochenbett heilsam, wenn hysterische Ängste zum Vorschein kommen, die ohne Hilfe nicht zu bewältigen sind.]

Sepia

Herabdrängen-
des Gefühl im
Becken; Prolaps

An Sepia denkt man immer – so auch im Wochenbett – bei herabdrän-gendem Druck im Becken, »als ob die Gebärmutter herauskommen möchte«, vor allem wenn tatsächlich eine Gebärmuttersenkung vorliegt oder zu befürchten ist. Andere typische Sepia-Symptome sollten eben-falls vorhanden sein: Schweregefühl, Reizbarkeit gegenüber dem Partner oder älteren Kindern, Bedürfnis, allein zu sein, und nach Sport oder sportlicher Bewegung.

Kalium carbonicum

Eines der besten Mittel bei quälenden Rückenschmerzen im Anschluß an die Geburt, die im Stehen besonders schlimm sind. Fühlt sich schwach auf den Beinen, will am liebsten sitzen und sich gegen etwas Festes lehnen. Dieser Zustand ist oft verbunden mit einem dahinsickernden Wochenfluß, der nicht enden will, nachdem er anfangs schön kräftig war. Für Kalium carbonicum spricht außerdem Schlaflosigkeit zwischen 2 und 5 Uhr morgens und der angestrengte Versuch, möglichst rasch wieder in die gewohnte Alltagsroutine zu finden. Extrem empfindlich gegen Kälte und Luftzug, Besserung durch Wärme und Ruhe. [Leichte Schwellungen in den inneren oberen Augenlidern.]

Quälende Rückenschmerzen

Sabina

Sabina ist immer dann indiziert, wenn der Zustand mit Kreuzschmerzen verbunden ist, die rund ums Becken zum Schambein ziehen, beziehungsweise auch mit Schmerzen in den Beckenknochen. Extrem starker Wochenfluß, hellrot mit großen dunklen Klumpen, verschlimmert von jeder Bewegung und dennoch besser bei kurzen Spaziergängen an der frischen Luft. Sabina verträgt keine Wärme.

Schmerzen in den Beckenknochen

Secale

Quälende lange Nachwehen während des Stillens bei extrem dunklem dünnem Wochenfluß und zu langsamer Rückbildung der Gebärmutter. Bei Kraftlosigkeit und faulig riechendem, spärlichem Wochenfluß. Fühlt sich besser, wenn der Bauch entblößt ist.

Verzögerte Rückbildung

Viburnum

Extrem starke, schmerzhafte Nachwehen. Schmerzen strahlen vom Kreuz über die Hüften in die Beine hinein. Besserung durch Ruhe, Verschlimmerung durch Bewegung. [Herabdrängendes Gefühl im Becken.]

Extrem starke Nachwehen

Xanthoxylum

Kreuzschmerzen
besser beim
Vornüberbeugen

Sehr starker Wochenfluß, stärker während der Nachwehen. Mit scharfen Kreuzschmerzen, die in die Eierstöcke strahlen, meist mehr in den einen als in den anderen, besser beim Vornüberbeugen. Zittern während der Nachwehen. Nachwehen kommen plötzlich und gehen langsam. [Herabdrängendes Gefühl im Becken. Xanthoxylum ist ein häufig verwendetes Mittel bei starken Menstruationsschmerzen.]

China

Extreme
Schwäche nach
hohem Blutverlust

Das Hauptmittel nach hohem Blutverlust bei der Geburt, aber auch hilfreich bei Nachwehen mit zu intensivem Wochenfluß. Der China-Zustand ist verbunden mit totaler Kraftlosigkeit, mit Kälteschauern und großem Durst. Extrem berührungsempfindlich. Braucht Ruhe, will nichts hören und sehen, scheut am meisten jeden oberflächlichen Austausch. [Schlaflosigkeit, tagsüber schläfrig. Aufgeblähter Bauch, abgehende Blähungen bessern nicht.]

Lachesis

Lochienstau
sehr berührungs-
empfindlich

Hauptmittel bei Wochenflußstau, nachdem die Ausscheidung zuvor einen üblen Geruch angenommen hat. Druckempfindliche Gebärmutter. Generell sehr berührungsempfindlich, sogar an den Haaren. Fieber mit unerträglichen Kopfschmerzen. Vorwiegend linksseitige Beschwerden. Verschlimmerung im Schlaf, Besserung durch Ausscheidungen, Blutungen. [Bei fortgeschrittenen Infektionen (Sepsis) die konventionelle Behandlung verlangen.]

Belladonna

Plötzliches
hohes Fieber

Plötzliches hohes Fieber. Hellroter heißer oder aussetzender Wochenfluß. Hoher Blutdruck. Am ganzen Körper pulsierend und dampfend heiß, nur die Hände und Füße sind auffallend kalt. Hochrotes, heißes Gesicht, geweitete Pupillen.

Pyrogenium

Scharf faulig riechender, spärlicher oder aussetzender Wochenfluß. Heftigster Schüttelfrost, rasch ansteigendes Fieber, gefolgt von klebrigem, übelriechendem Schweiß. Bewegung, Wärme und Druck auf den Bauch verschlimmern. Großer Durst auf kleine Mengen warmer Getränke. Rote, trockene Zunge. Ängstlicher, ruheloser Gemütszustand.

Faulig riechender Wochenfluß; Lochienstau

Das Neugeborene

IV.

Anpassungsstörungen

Wenn das Baby nach der Geburt nicht von selbst zu atmen beginnt, werden Nase und Mund ausgesaugt, sowohl um die Atemreflexe anzuregen, als auch um Mekonium (»Kindspech«) und Fruchtwasser zu entfernen, die durch den Druck während der Austreibungsphase in die oberen Atemwege geraten sind. Das Aussaugen genügt in den meisten Fällen, wenn nicht, werden weitere Reaktivierungsmaßnahmen ergriffen, zum Beispiel Mund-zu-Mund-Beatmung.

Mit dem richtigen homöopathischen Mittel, so bald wie möglich gegeben, werden vielen Babys solche Manipulationen erspart. Günstig sind hier 10 bis 15 der allerkleinsten Globuli Nr. 10, die sich sehr rasch auflösen. Aber auch zwei oder drei der normalen Globuli wirken schnell. Am einfachsten ist es, sie von der angefeuchteten Fingerspitze, möglichst der Mutter oder des Vaters, direkt auf die Zunge des Babys zu legen. In der Potenz geht man je nach Erfahrung und Sicherheit von C30 an aufwärts. In kritischen Situationen kann die Gabe etwa alle 15 Sekunden wiederholt werden, wenn sich jedoch nach zwei oder drei Gaben keine Wirkung zeigt, muß das Mittel gewechselt werden.

Wenn man sich den Gefühlen und Ängsten des Neugeborenen öffnet, wird man auch verstehen, wie wichtig ihm gerade in einer Notsituation der Körperkontakt oder zumindest die körperliche Nähe der Menschen ist, die es am allermeisten lieben. Es ist während normaler Reanimations-

▶ Bei mittelschwerer Atemdepression hilft oft die Stimulation des Blasen-Meridians: Man berührt die Halswirbelsäule ganz leicht mit dem Mittelfinger einer Hand und legt Zeige- und Ringfinger mit festem Druck auf jede Seite; dann fährt man so mehrere Male die Länge der Wirbelsäule ab, bis das Baby reagiert.

▶ Sehr wichtig ist es, das Neugeborene ununterbrochen gleichmäßig warm zu halten und es keinem Temperaturabfall auszusetzen.

maßnahmen meistens möglich, daß die Mutter oder der Vater zumindest ein Füßchen oder ein Händchen des Babys hält und damit eine energetische Verbindung herstellt. Wenn dies nicht geht, können sich die Eltern geistig mit aller Kraft auf ihr Kind konzentrieren und so versuchen, ihm ihre ganze Liebe zufließen zu lassen.

Arnika

Wenn die autonomen Reflexe des Neugeborenen nach einer schwierigen Geburt wie gelähmt sind, wird Arnika, das große Antitraumatikum, als *erstes Mittel unmittelbar nach der Geburt* zur Reaktivierung gegeben. Außerdem bei großem Geburtsgeschwulst (Cephalhämatom) oder anderen Schwellungen und Verformungen des Kopfes.

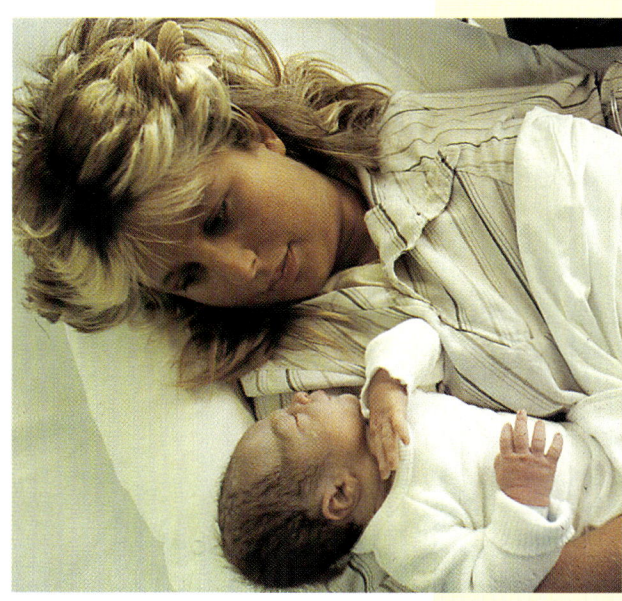

Antimonium tartaricum

Schwache, rasselnde Atmung und Atemnot, weil die oberen Atemwege voll Fruchtwasser oder Mekonium sind (Fruchtwasseraspiration). Das Neugeborene ist sehr kraftlos, benommen, blaß oder bläulich, mit flachem, schnellem Puls, und sein Zustand verschlechtert sich rasch. Schlechter im Liegen, besser beim Aufsetzen.

Fruchtwasser-aspiration; kraftlos

Carbo vegetabilis

Leichte bis mittlere Atemdepression, schwacher Puls. Sehr verlangsamte Reaktionen bei einem Ein-Minuten-Apgarwert um 6. Kalte, bläulich marmorierte oder blaßweiße Haut oder blaßweißes Gesicht, Hände und Füße blau bei blaßweißem Körper.

Verlangsamte Reaktionen

Arsenicum

Mangelnder Tonus

Das Neugeborene ist schlaff und wirkt leblos trotz zunächst vielleicht normalem Puls. Es beginnt nicht von selbst zu atmen, zeigt keine unmittelbare Reaktion auf Stimulationen wie Absaugen und Massage und ist sehr blaß oder auch ein wenig bläulich. Hinter dem Arsenicum-Zustand verbirgt sich große Panik.

Aconitum

Plötzliche Verschlimmerung nach Schock oder Temperaturabfall

Sehr schwache, verlangsamte, fast nicht wahrnehmbare Herztätigkeit. Das Neugeborene ist schlaff und vielleicht am ganzen Körper blau mit weit geöffneten Augen und einem Ein-Minuten-Apgarwert zwischen 5 und 8. Der Zustand tritt plötzlich und ohne Vorwarnung ein und ist häufig verbunden mit großem Schreck und Todesangst, die sich vom Säugling auf die Mutter oder umgekehrt übertragen können. Auslösende Faktoren für Aconitum-Symptome: Schock, kalte Luft, Temperaturabfall.

Digitalis

Herzschwäche

Digitalis stimuliert die Herzmuskulatur bei sehr verlangsamtem, schwachem, unregelmäßigem, aussetzendem Puls. Unregelmäßige Atmung, blau im Gesicht. Herzmuskelversagen, Kollaps.

Laurocerasus

Schnappatmung; schwacher Puls, leichte Zuckungen

Das Neugeborene atmet nicht, oder es schnappt nach Luft, ohne richtig zu atmen. Schwache Herztätigkeit, kalte Haut, ausdrucksloses Gesicht, feine Muskelzuckungen (zum Beispiel im Gesicht, um die Lippen), mangelnde Reaktionen. Besser im Liegen, schlechter im Aufsetzen. Blauweiß gefleckte Haut, blasses Gesicht mit blauen Lippen. Oder blaues Gesicht, blaue Hände und Füße, weißer Körper. Die Vitalität ist so gering, daß sich der Zustand des Neugeborenen kaum von selbst erholen kann. Ein-Minuten-Apgarwert zwischen 3 und 6. [Herzfehler. Koma. Großes Schlafbedürfnis nach der Behandlung ist typisch für Laurocerasus.]

Belladonna

Belladonna braucht ein Neugeborenes, wenn es einen heißen Kopf und Körper hat, aber kalte Hände und Füße. Die Arme und Beine sind bewegungslos und ohne Tonus, vielleicht mit unregelmäßigen Zuckungen. Es hält die Augen weit offen, so daß die geweiteten Pupillen auffallen.

Schlaffe Arme und Beine

Camphora

Bei schlechtestem Ein-Minuten-Apgarwert zwischen 0 und 3. Kaum wahrnehmbarer Puls, schnappende oder gelähmte Atmung, eiskalte Haut, extrem blasse oder blaue Farbe. Kollaps. [An Camphora ist zu denken, wenn Antimonium tartaricum nicht gewirkt hat.]

Kaum wahrnehmbarer Puls; Schnappatmung

Opium

Atemdepression und fortgeschrittene Stadien von Benommenheit und Apathie bis hin zum Bewußtseinsverlust, besonders nach Betäubungsmitteln (zum Beispiel Dolantin) oder Narkose. Die feuchte, heiße Haut des Neugeborenen ist blaß oder rötlichgelb, sein Gesicht blaurot und aufgedunsen oder so runzelig, daß es alt wirkt. Der ganze Körper ist in einem rigiden, »erstarrten« Zustand. [Lähmungen von Darm und Blase.]

Apathie; nach Betäubungsmittel oder Narkose

Hypericum

Hypericum, das Hauptmittel bei Nervenverletzungen, hilft Neugeborenen nach einer Zangen- oder Saugglockengeburt, sobald Arnika ausgewirkt hat. [Riß oder Quetschung von Nerven oder nervenreichem Gewebe, Verletzung des Plexus brachialis durch Zug am Kopf, Wirbelsäulenverletzungen durch Sturz beziehungsweise Fall.]

Verletzung von Nerven

Neugeborenengelbsucht

Bei der Neuge-
borenen-
gelbsucht steigt
der Bilirubinwert
im Blut an und
färbt die Haut
und die Binde-
haut der Augen
leicht gelblich.
Das beginnt nor-
malerweise zwi-
schen dem zwei-
ten und vierten
Lebenstag und
dauert drei bis
fünf Tage

Als Teil der Anpassung an das Leben außerhalb der Gebärmutter werden in den ersten Tagen nach der Geburt viele Millionen roter Blutkör-
perchen abgebaut. Der dabei freigesetzte Gallenfarbstoff Bilirubin muß
von der Leber an die Galle weitertransportiert und von dort aus über
den Darm ausgeschieden werden. Weil aber die Leber beim Neugeborenen noch relativ unreif ist, geht dieser Transport bei vielen Babys nicht
schnell genug. Sie bekommen in ihrer ersten Lebenswoche ein paar
Tage lang Neugeborenengelbsucht. Diese sogenannte physiologische
Gelbsucht erfordert an sich keine Behandlung. Häufiges Stillen (viel
Flüssigkeit) und viel Licht (Baby ans Fenster legen) helfen dem Organismus, das Bilirubin auszuspülen. Während der Gelbsucht darauf achten,
daß das Baby gleichmäßig warm gehalten wird: Nur unter einer Wärmelampe wickeln, während der Dauer der Gelbsucht nicht baden, beim
Herumtragen von oben bis unten mit einer Babydecke umhüllen. Auch
Besuche, außer denen der engsten Familie, möglichst verschieben, um
unnötige Reize fernzuhalten.

Bei besonderer Leberschwäche oder nach einer schwierigen Geburt kann
diese Gelbsucht aber auch einmal bedenklich hohe Werte erreichen oder
zu lange dauern, was schulmedizinisch nur durch Photherapie behandelt werden kann, das heißt, das Kind wird im Krankenhaus unter eine
spezielle Lampe gelegt – eine Belastung nicht nur für das Stillen, sondern
überhaupt für die gerade erst entstehenden Beziehungen zu Eltern und

Beginnt die Gelbsucht früher als normal beziehungsweise erreicht sie
schon innerhalb der ersten 24 bis 36 Stunden einen kritisch hohen
Wert, werden Blutuntersuchungen klären müssen, ob beim Baby vielleicht eine Blutgruppenempfindlichkeit vorliegt. Auch in solchen seltenen Fällen lassen sich ernsthafte Komplikationen normalerweise mit
intensiver Lichttherapie und nötigenfalls mit Blutaustausch vermeiden.

Geschwistern. Um diese Situation zu vermeiden, unterstützt man den kleinen Organismus am besten frühzeitig mit dem passenden homöopathischen Medikament.

Aconitum

An Aconitum denkt man vor allem dann, wenn das Baby einem Temperaturabfall beziehungsweise kalter Luft ausgesetzt war und wenn ein großer Schreck oder Schock als auslösender Faktor in Frage kommt. Der Bilirubinwert steigt rasch und stark an. Der Säugling zeigt vielleicht anfangs die für Aconitum typische große Ruhelosigkeit, dieses Symptom kann aber auch umschlagen in Benommenheit mit flacher At-

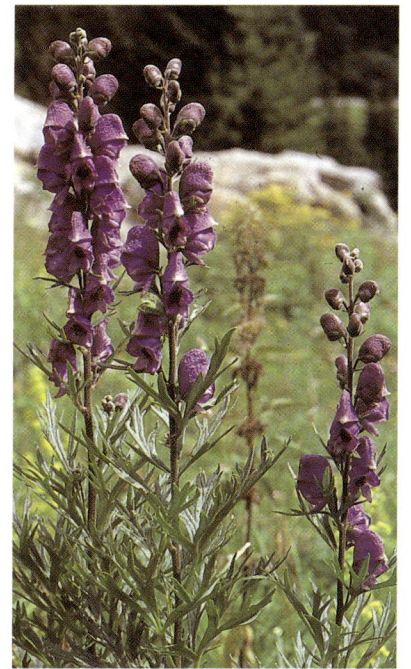

Blauer Eisenhut (Aconitum)

Rasch und stark ansteigender Bilirubinwert

mung, schlaffer Muskulatur und verlangsamter Herztätigkeit. Aconitum kann auch die konventionelle Behandlung von hämolytischer Gelbsucht bei Rh- oder ABO-Blutgruppen-Konstellationen vorteilhaft begleiten.

Chelidonium

Chelidonium empfiehlt sich für alle Arten von Neugeborenengelbsucht besonders dann, wenn die Unreife der Leber ein wichtiger Faktor ist, wie zum Beispiel nach einer Frühgeburt und wenn sich das Baby nach dem Trinken deutlich wohler fühlt. Andere Chelidonium-Symptome, die in diesem frühen Lebensalter aber schwer zu unterscheiden sind: Verbesserung im Liegen auf der linken Seite mit angezogenen Beinen, Verschlimmerung durch Bewegung und durch Kälte sowie um 4 Uhr morgens, manchmal auch zwischen 14 und 16 Uhr. Die Zunge ist gelb belegt.

Mangelnde Reife der Leber; Frühgeburt

Carduus marianus

Weiß belegte
Zunge mit rotem
Rand

Die Mariendistel ist in der Homöopathie häufig bei Leber- und Gallenleiden hilfreich, so auch unter Umständen bei starker Gelbsucht. Leberschmerzen schlimmer im Liegen auf der linken Seite und bei Bewegung. Die Zunge ist in der Mitte weiß belegt, aber die Spitze und die Ränder sind rot.

Natrium sulfuricum

Leber ge-
schwollen und
druckempfind-
lich

Homöopathisch potenziertes Glaubersalz wird mehr oder weniger routinemäßig in der Behandlung sowohl von physiologischer als auch von hämolytischer Neugeborenengelbsucht eingesetzt, wenn individuellere Symptome fehlen. Es nutzt Babys, deren Bilirubinwerte erschreckend rasch ansteigen oder zu hoch klettern oder zu lange erhöht bleiben, auch wenn sie keine besonders schwierige Geburt hatten, wenn sie gut trinken und es ihnen insgesamt gutgeht. In fortgeschritteneren Fällen sieht man typische Natrium-sulfuricum-Symptome: Das Baby hat morgens Durchfall mit gelb-wässrigem Stuhl und fühlt sich jedesmal deutlich besser, nachdem es in die Windel gemacht hat. Blähungen. Unruhe im Liegen auf der linken Seite. Die Leber ist geschwollen und druckempfindlich.

Verdauungsprobleme, Koliken

Bei der Geburt und unmittelbar danach kommt das Baby zum ersten Mal mit Keimen in Berührung. Wenn es gleich an der Brust Vormilch (Kolostrum) saugen kann, wird sein Verdauungstrakt rasch mit gesunden Keimen besiedelt, die schädlichen Bakterien sowohl passiv den Platz verwehren, als sie auch aktiv bekämpfen.

Das Saugen der Vormilch schafft die beste Grundlage für eine gute Verdauungstätigkeit des Neugeborenen.

Alle mit der Verdauung verbundenen Empfindungen sind dem Baby neu, und viele erschrecken es. Hunger oder Durst hat es bisher nicht gekannt. Babys, die gestillt werden, haben es leichter, weil die Muttermilch optimal auf sie abgestimmt ist. Flaschenbabys leiden häufiger unter schmerzhaften Darmkrämpfen (voll adaptierte Milch macht es ihnen etwas einfacher). Nach etwa drei Monaten hat sich die Verdauung dann bei den meisten Babys eingespielt, und die schmerzhaften Reaktionen lassen nach.

Homöopathische Mittel können dem Baby ganz wunderbar über die normalen Anfangsschwierigkeiten der Verdauung hinweghelfen. Man gibt das jeweilige Mittel hier am besten in der Potenz C30, bei akuten Schmerzen etwa alle 15 Minuten bis zur Besserung.

Bei immer mehr Babys wird festgestellt, daß sie in der Anfangsphase ihres Lebens vorübergehend unfähig sind, Kuhmilch zu verdauen. In diesem Fall sollte auch die stillende Mutter auf Milch und Milchprodukte verzichten

Das Baby muß besonders in den ersten sechs bis acht Wochen stets gleichmäßig warmgehalten werden. Der kleine Organismus ist es noch nicht gewohnt, Temperaturschwankungen auszugleichen, und reagiert mit Verkrampfung. Beim Öffnen des Windelpakets wird der Unterkörper des Neugeborenen einem plötzlichen Temperaturabfall von etwa 18 Grad ausgesetzt, wenn es dabei nicht direkt unter einer Wärmelampe liegt. Alternativ dazu kann man es mit einem vorgewärmten Handtuch bedecken, während man die Windel abnimmt.

Colocynthis

Fester Gegen-
druck bessert die
Schmerzen

Koliken und Bauchkrämpfe, gebessert vor allem durch festen Gegendruck und etwas weniger auch durch direkte Wärme. Das Baby wirkt gereizt oder zornig. Es zieht seine Beinchen an, so weit es nur geht, und
reagiert erleichtert, wenn man es bäuchlings über die Schulter legt, so
daß diese gegen seinen Bauch drückt, oder mit dem Gesicht nach unten
auf den Unterarm, so daß sein Bauch mit seinem ganzen Gewicht auf
der wärmenden Handfläche liegt. Am besten ist es, wenn man ihm
gleichzeitig den unteren Rücken und Po fest reibt oder massiert. Co-
locynthis-Symptome werden oft ausgelöst beziehungsweise verschlimmert durch Ärger, Streit oder Kränkung.

Magnesium phosphoricum

Besser durch
direkte Wärme

Heftige Krämpfe, die in erster Linie durch direkte Wärme und in zweiter
Linie auch durch Druck erleichtert werden. Sie werden oft verschlimmert
oder ausgelöst durch Kälte beziehungsweise vorübergehende Unterküh-
lung. Hier liegt das Baby am liebsten bäuchlings auf einer Wärmflasche.

Chamomilla

Zorniges
Schreien; will
getragen wer-
den; eine Wange
gerötet

Babys, die Chamomilla brauchen, wollen ständig auf dem Arm herumge-
tragen werden. Sie verlangen durch ihr Schreien, daß man dabei auf und
ab geht, und wenn man sie ablegen will, reagieren sie mit zornigem Ge-
brüll. Aber auch auf dem Arm lassen sie sich nicht wirklich beruhigen.
Der Bauch ist berührungsempfindlich und aufgebläht. Neigung zu
Durchfall mit heißem gelbgrünem Stuhl, der manchmal aussieht wie ge-
hacktes Ei; er riecht unangenehm und macht die Haut um den Anus
wund. Das Baby schläft unruhig; es schrickt auf und weint, bohrt den
Kopf ins Kissen. Seine Hände und Gesichtsmuskeln zittern beim Weinen
(besonders um den Mund herum); auf dem Kopf und im Gesicht tritt
heißer Schweiß aus, und oft ist eine Wange gerötet. Chamomilla-Sym-
ptome verschlimmern sich durch Wärme und sind generell nachts stärker. Die Schmerzen kommen Abend für Abend und sind vor Mitternacht
am heftigsten. [Die meisten Säuglinge geraten während der Zahnung in

diesen Zustand, Kleinkinder bei Ohrenentzündung und Neugeborene durch Verdauungsbeschwerden und Koliken.]

Nux vomica

Verkrampfte Neugeborene ohne Rhythmus, deren Befinden sich durch Stuhlgang deutlich bessert, nachdem sie sich dafür vorher ganz stark anstrengen mußten. Blähungen. Schwallartiges Erbrechen (drohender Magenpförtnerkrampf). Nervöse Überreizung, unruhiger oder gestörter Schlaf, Schreckhaftigkeit und Empfindlichkeit gegen grelles Licht und Geräusche.

Schwallartiges Erbrechen

[Bei Neugeborenen denkt man an Nux vomica immer dann, wenn bei der Geburt Medikamente oder Betäubungsmittel verabreicht worden sind oder Anästhesien durchgeführt wurden.]

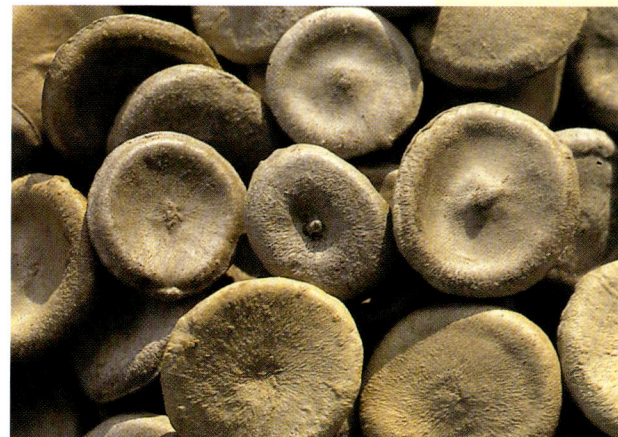

Dioskurides

Bauchkoliken, die das Baby dazu veranlassen, sich nach hinten zu beugen und den Rücken durchzudrücken, weil sich die Schmerzen davon bessern. Dies ist ein Leit-

Brechnuß (Nux vomica)

symptom von Dioskurides, das

Beugung nach hinten bessert

hilft, es von anderen Mitteln zu unterscheiden. Das Baby neigt zu Blähungen, Durchfall, Aufstoßen und Schluckauf.

Stannum

Koliken und neuralgische Schmerzen, die nicht jäh, sondern ganz allmählich schlimmer werden und auch nur langsam wieder nachlassen. Krampfartige Kolik in der Nabelgegend, erleichtert durch harten Druck. Stannum-Symptome werden begleitet von großer Muskelschwäche und Erschöpfung.

Mit Muskel- schwäche und Erschöpfung

Calcium phosphoricum

Baby schiebt die Brust weg; Koliken nach dem Trinken

Das Baby ist in einem unruhigen, reizbaren, unzufriedenen Zustand und kann vor lauter Unruhe nicht richtig trinken. Statt konzentriert zu saugen, scheint es die Brust wegschieben zu wollen. Es zuckt mit den Armen, streckt sich, wirkt angespannt und erschrickt leicht. Koliken nach dem Trinken, grünlicher Stuhl. Calcium phosphoricum findet sich mit wenigen anderen Mitteln in der Rubrik »Leiden nach enttäuschter Liebe« des homöopathischen Repertoriums. Babys, die Calcium phosphoricum brauchen, wurden oft nach der Geburt für eine Weile von der Mutter getrennt und haben das emotional noch nicht verkraftet.

Aethusa

Durchfall oder Erbrechen direkt nach dem Trinken

Plötzlicher Durchfall und/oder Erbrechen fast unmittelbar nach dem Stillen, gefolgt von Erschöpfung und Benommenheit. Heftiges Erbrechen von schaumiger Milch, gefolgt von geronnener Milch und »Quark«. Heftig herausschießender dünner, grünlicher Stuhl. Anschließend an den Durchfall oder das Erbrechen ist das Baby so schwach und erschöpft, daß es sofort einschläft. Der Bauch ist hart, aufgebläht und berührungsempfindlich. Schmerzhafte Bauchkrämpfe mit angezogenen Beinen, verkrampften Fäustchen, rotem Gesicht; die Augen sind nach unten gewendet, mit vergrößerten Pupillen und schwachem, aber hartem, schnellem Puls. Gefahr der Austrocknung, kein Durst. Das Baby ist unruhig, schläft schlecht und wacht häufig auf. Es hat einen ängstlichen, schmerzlichen, unzufriedenen Gesichtausdruck mit vielen Falten, so daß es »alt« wirkt. [Hauptmittel bei Milchunverträglichkeit (Lactointoleranz) von Säuglingen.]

Stillen

Die optimale Vorbeugung gegen alle Probleme, die man mit der Brust während der Stillzeit haben kann, besteht darin, das Baby richtig anzulegen: Es muß die ganze Brustwarze tief im Mund haben. Das lernt man mit ihm am besten gleich in den ersten Tagen nach der Geburt, wenn es noch nicht so großen Hunger hat und noch nicht so häufig trinkt wie nach dem Milcheinschuß.

Brustentzündung (Mastitis) entsteht häufig bei einer geschwächten Abwehrkraft. Die in den Milchkanälen zurückbleibende Milch kann dann schnell zum Nährboden für alle Mikroorganismen werden, die gerade in der Nähe sind. Es ist also ratsam, sofort zu behandeln, wenn eine schmerzende Stelle oder Rötung zeigt, daß sich Komplikationen anbahnen. Darüber hinaus ist die Homöopathie auch bei akuter fieberhafter Mastitis oder ihren chronischen Folgen sowie bei Brustabszeß wirksam.

Es gibt homöopathische Mittel, die helfen, die Milchbildung abzustellen, wenn aus irgendeinem Grund das Stillen nach der Geburt nicht aufgenommen werden kann oder soll oder wenn zu einem späteren Zeitpunkt abgestillt werden muß. Diese Mittel reduzieren den Milcheinschuß und das damit verbundene Unwohlsein auf ein Minimum, und zwar ohne

Wenn es zu Schrunden und Wundsein der Brust kommt: Besser nicht lange warten, sondern gleich das passende homöopathische Mittel nehmen

Abstillen gelingt mit Hilfe der Homöopathie ohne Nebenwirkungen

Heiße Umschläge sind eine gute Begleitmaßnahme der homöopathischen Behandlung bei Brustentzündung. Sie helfen, Verhärtungen aufzulösen und verstopfte Milchkanäle wieder freizumachen. Ein altes Hausmittel für Umschläge bei verhärteten Drüsen ist getrockneter Steinklee (»Melilotus«, Apotheke), der in eine Windel eingeschlagen und mit heißem Wasser überbrüht wird. Nach zehn Minuten zwischen zwei Tellern auspressen und so heiß wie möglich auf die entzündete oder verhärtete Stelle legen. Warm abdecken. Nach Wunsch wiederholen.

die Nebenwirkungen, die mit einer hormonellen Unterdrückung oft verbunden sind.

Castor equi

Tiefe, eiternde Schrunden

Ein uraltes Heilmittel aus dem rudimentären Daumennagel des Pferdes. Homöopathisch bewährt bei aufgesprungenen, wunden Brustwarzen während der Stillzeit, die äußerst berührungsempfindlich sind. Auch in fortgeschrittenen Fällen mit tiefen eiternden Schrunden. Brustentzündung mit geschwollenen, empfindlichen Brüsten und innerem Juckreiz.

Hepar sulfuris

Scharfe, splitterartige Schmerzen

Aufgesprungene, wunde, sehr schmerzhafte oder auch entzündete, häufig eiternde Brustwarzen. Scharfe, stechende Schmerzen wie von einem Splitter. Mastitis, Brustabszeß mit extremer Kälteempfindlichkeit und Besserung durch direkte oder indirekte Wärme. Jeder geringste Luftzug verschlechtert, schon beim Entblößen der Brust ist die Luft unangenehm. In solchen fortgeschrittenen Fällen kommt die für Hepar sulfuris typische große Gereiztheit zum Vorschein.

Silicea

Nadelstichartige Schmerzen bis in die Schulter

Scharfe, nadelstichartige Schmerzen während des Stillens, die häufig von den Brustwarzen aus durch die Brust in die Schulter hineinschießen. Wunde, offene Brustwarzen. Besonders wertvoll ist Silicea beim Ausheilen einer Abszeßhöhle, egal ob sie sich spontan von selbst entleert hat oder ob sie operativ entleert wurde. Es kann auch alte Knoten nach einer Brustentzündung zum Abheilen bringen. Dann fällt als Begleitsymptom die extreme Empfindlichkeit gegen Kälte in jeder Form auf, selbst im Sommer ist jeder Luftzug unangenehm und jede Art von Wärme willkommen.

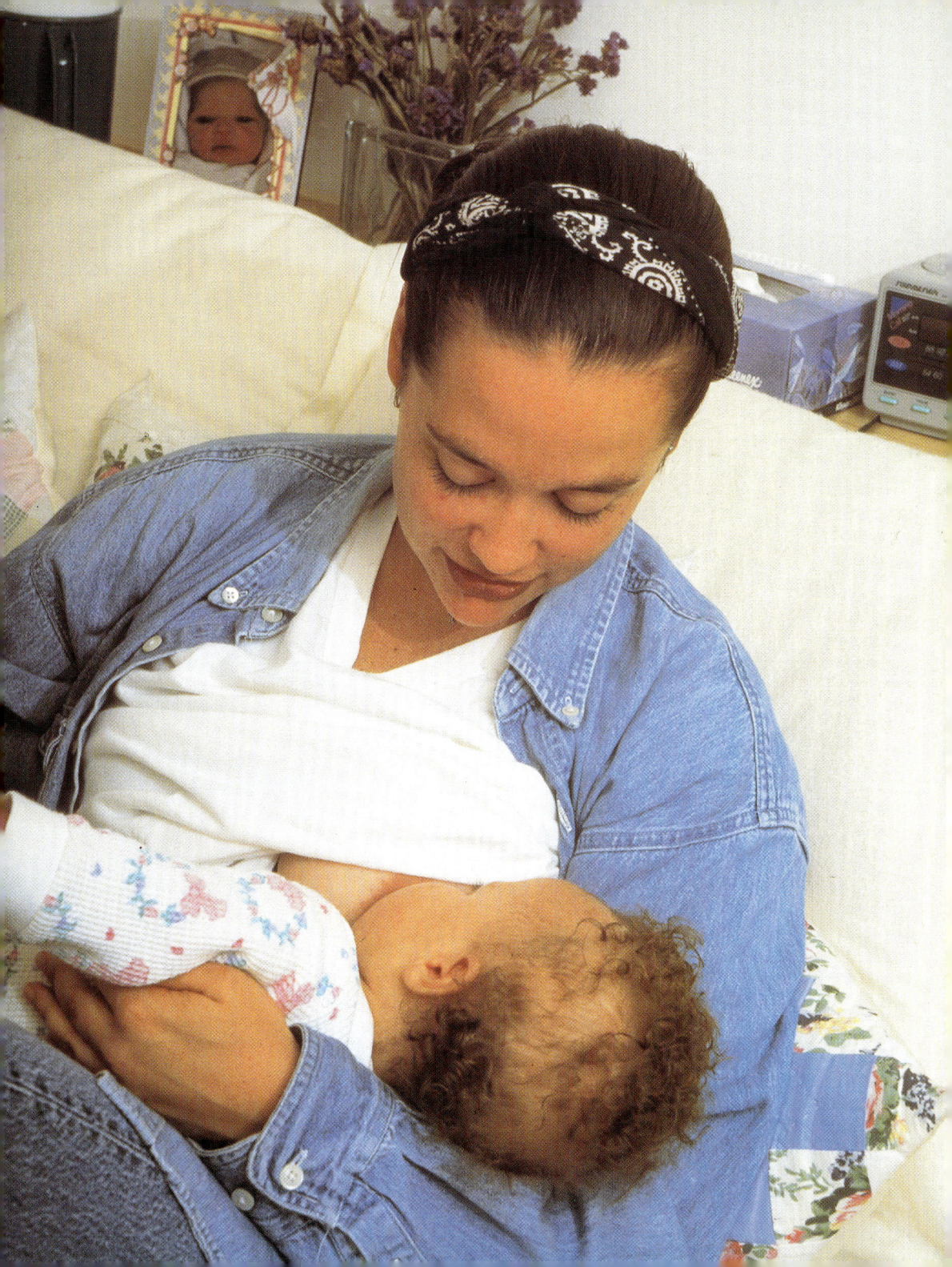

Belladonna

Schnell anstei-
gendes Fieber

Der Belladonna-Zustand tritt plötzlich ein, meistens ist die rechte Brust betroffen: Sie ist auf einmal heiß, hochrot und prall gestaut. Schnell steigendes Fieber, dampfig heißer Kopf und Körper, kalte Hände und Füße. Hoher Blutdruck. Extreme Reizbarkeit, Verlangen nach Ruhe mit dem Fieber. Ausgelöst ist die Brustentzündung oft durch Überforderung, man hat sich zuviel abverlangt und sich nicht genug helfen lassen.

Bryonia

Allmählich an-
steigendes Fieber; besser durch Liegen auf der schmerzenden Seite

Akute Mastitis, die sich langsam entwickelt; das Fieber steigt im Laufe des Tages allmählich an. Auffallend ist, daß man lieber auf der schmerzenden Seite liegt, um die Brust damit von jeder kleinsten Bewegung frei zu halten. Die Brust ist heiß und schwer. Der Bryonia-Zustand ist trocken, die Milchbildung nimmt ab und versiegt vielleicht, ebenso der Wochenfluß. Es herrscht großer Durst, man möchte große Mengen in langen Schlucken trinken. Die Stimmung ist mürrisch und gereizt, man will am liebsten vollkommen in Ruhe gelassen werden und nichts und niemanden hören oder sehen. Verschlimmerung durch Wärme, durch leichte Berührung und jede leichteste Bewegung.

Phytolacca

Nach unten
schießende Schmerzen; generelles Wundheitsgefühl

Wunde, aufgesprungene, eiternde Brustwarzen; Brustdrüsenverhärtung, Mastitis, Abszeß. Große Schmerzen beim Stillen, meist schlimmer in der linken Brust. Beim Stillen schießt der Schmerz nach unten beziehungsweise strahlt in den ganzen Körper aus. Die Brust ist stellenweise hart, heiß und sehr empfindlich. Der ganze Körper schmerzt. Oft wird der Zustand dadurch ausgelöst, daß man kurz kalt geworden ist. Nachts sind die Symptome schlimmer als tagsüber. Phytolacca hilft bei vielen Problemen während der Stillzeit. In einer sehr niedrigen Potenz (bis D4 oder D6) hilft es, die Milchmenge zu reduzieren, in C6 wirkt es stabilisierend auf die Milchbildung und in höheren C-Potenzen (C30 oder C200) wird es bei akuten Brustdrüsenverhärtungen und Mastitis eingesetzt. Dr. Richard Moskowitz verwendet Phytolacca bei akuten Infektionen und Abszessen oft im Anschluß an Belladonna oder Bryonia beziehungsweise auch davor, wenn die Symptome noch nicht so intensiv sind.

Pulsatilla

Wenn die Gesamtheit der Symptome stimmt, kann Pulsatilla die Milchbildung sowohl anregen, als auch unterbinden, wenn dies nötig sein sollte, oder es hilft, von neuem Milch zu produzieren, wenn die Milchbildung während einer Krankheit aufgehört hatte. Soll die Milchbildung unterbunden werden, weil die Mutter nicht vorhat zu stillen, kann Pulsatilla C30 dreimal in 24 Stunden direkt nach der Geburt gegeben werden, auch ohne daß spezielle Pulsatilla-Symptome vorhanden sind. Andernfalls ist Pulsatilla indiziert durch weinerliche, anpassungsbereite Stimmung (Besserung durch Trost), Durstlosigkeit und großes Verlangen nach frischer Luft sowie allgemeine Wechselhaftigkeit von Beschwerden und Stimmungen.

Weinerliche, wechselhafte Stimmung; durstlos

Lac caninum

Die Milch einer Hündin wurde schon im Altertum für bestimmte weibliche Leiden empfohlen und hat sich in homöopathischer Potenz bei vielen Brustproblemen während der Stillzeit bewährt. Lac caninum hilft immer dann, wenn die Beschwerden abwechselnd von einer Brust zur anderen wandern. Daneben wird auch oft das seltsame Gefühl beschrieben, auf Luft zu gehen oder das Bett nicht zu berühren, in dem man liegt. Auch eine merkwürdige Berührungsempfindlichkeit – bei der es unangenehm ist, wenn sich die eigenen Finger oder Beine gegenseitig berühren – kann auf dieses Mittel deuten. Lac caninum kann insbesondere zum Versiegen der Milchproduktion beitragen, wenn das Stillen nach der Geburt nicht aufgenommen werden soll oder wenn es zu einem anderen Zeitpunkt eingestellt werden muß. Lac caninum führt dann zu einer raschen Verkleinerung der Brüste und Verringerung der Milchmenge. In diesem Fall braucht man nicht auf die Entwicklung der beschriebenen Symptome zu warten, vor allem wenn bereits Pulsatilla ohne Erfolg versucht worden war.

Beschweden wandern abwechselnd von einer Brust zur anderen

Literaturhinweise

Boericke, William:
Homöopathische Mittel und ihre Wirkungen, Materia Medica und Repertorium. Leer, 3. Auflage 1986.

Hahnemann, Samuel:
Organon der Heilkunst. Heidelberg, 6. Auflage 1986 (Nachdruck).

Köhler, Gerhard:
Lehrbuch der Homöopathie. Stuttgart, 3. Auflage 1984.

Richberg, Inga-Maria:
Homöopathie für Kinder. Die sanfte Heilweise zur Behandlung alltäglicher Beschwerden und Erkrankungen. München 1996.

Richberg, Inga-Maria:
Sanft heilen mit Homöopathie. Der einfache, klassische Weg. Praktische Anleitung zur Selbstbehandlung der häufigsten Beschwerden. München 1995.

Schwabenthan, Sabine/Weigert, Vivian:
Mutter und Kind. Das große Mosaik-Babybuch. Schwangerschaft, Geburt, das erste Lebensjahr. München, Neuausgabe 1997.

Vithoulkas, Georgos:
Die wissenschaftliche Homöopathie. Göttingen, 2. Auflage 1987.

Register

Inga-Maria Richberg

Homöopathie für Kinder

Die sanfte Heilweise zur Behandlung alltäglicher Beschwerden und Erkrankungen
128 Seiten
ISBN 3-576-10632-4

Dieser Band bietet verantwortungsbewußten Eltern einen leichten Zugang zur Homöopathie und vermittelt das notwendige Grundwissen, damit sie risikolos und mit Erfolg alltägliche Beschwerden und Erkrankungen ihrer Kinder behandeln.

Cornelia Nitsch

Kinderkrankheiten

Helfen, heilen, vorbeugen. Was Eltern tun können, damit ihr Kind wieder gesund wird. Mit wohltuenden Rezepten und vielen Tips.
160 Seiten
ISBN 3-576-10631-6

Rat und Hilfe zum schnellen Nachschlagen. In diesem Gesundheitsratgeber werden typische Krankheitssymptome und -verläufe geschildert, Behandlungsmethoden aus Schulmedizin und Naturheilkunde beschrieben und Vorsorgemaßnahmen empfohlen. Eltern erfahren, worauf sie besonders zu achten haben und wann ein Arztbesuch notwendig ist.

Cornelia Nitsch / Cornelia von Schelling

Kindern Grenzen setzen - wann und wie?

Mit Liebe konsequent sein
96 Seiten, 10 Fotos
ISBN 3-576-10684-7

Ein Erziehungsratgeber, der den Eltern den Rücken stärkt und deutlich macht: „Nein!" heißt nicht „ich liebe dich nicht". Die Autorinnen stellen fünf goldene Regeln vor und erläutern anhand realistischer Alltagsbeispiele, wie den Kindern klare Grenzen gesetzt werden können, damit Kinder die Chance haben, zu rücksichtsvollen, verantwortungsbewußten und charakterstarken Persönlichkeiten heranzuwachsen.

Sabine Schwabenthan / Vivian Weigert

Natürliche Heilmittel für Kinder

Damit Ihr Kind sich wohlfühlt. Wickel, Kompressen, Kräuter-Rezepte, Packungen, Güsse und Bäder.
160 Seiten, 10 s/w-Fotos
ISBN 3-576-10606-5

Bei kleineren Verletzungen und leichten Erkrankungen von Kindern sind Hausmittel schonender als Medizin. Das erfolgreiche Autorenteam Schwabenthan/Weigert hat eine Sammlung dieser altüberlieferten Naturheilweisen und Rezepturen zusammengestellt. Ein Ratgeber für verantwortungsbewußte Eltern.

Peter Walker

Babymassage

Körperliches und seelisches Wohlbefinden für Ihr Baby. Hilfe bei Schlafbeschwerden, Blähungen, kleinen Wehwehchen.
96 Seiten, 10 s/w-Fotos, 97 Zeichnungen
ISBN 3-576-10608-1

Die einzelnen Massagetechniken in diesem Handbuch folgen der natürlichen Entwicklung von Babys, so daß Eltern den Band fortlaufend benutzen können. Detaillierte Illustrationen zeigen genau, wie die Babymassage richtig ausgeführt wird.

Dorothea Kammerer

Die lieben Geschwister

Ihre Rivalitäten verstehen - ihren Zusammenhalt stärken
128 Seiten, 10 s/w-Fotos
ISBN 3-576-10610-3

Hier finden sie kompetenten Rat, wenn es um Geschwisterrivalitäten und Rollenverteilung geht, um die eigene (Un-)Gerechtigkeit oder „Lieblingskinder". Ein praxisnahes Buch mit vielen realistischen Beispielen und fundiertem pädagogischem Hintergrund.

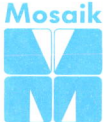

Mosaik

Erhältlich überall dort,
wo es Bücher gibt.